INFLUENCE

DE LA

CONSTITUTION GÉOLOGIQUE DU SOL

SUR

LA PRODUCTION DU CRÉTINISME.

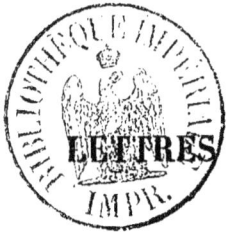

———

LETTRES DE Mᴳᴿ ALEXIS BILLIET,

ARCHEVÊQUE DE CHAMBÉRY.

———

RÉPONSES DE M. LE Dʳ MOREL,

MÉDECIN EN CHEF DE L'ASILE DE MARÉVILLE.

———✦◦◦◦✦———

PARIS,

LIBRAIRIE DE VICTOR MASSON,

PLACE DE L'ÉCOLE-DE-MÉDECINE.

———

1855

Paris. — Imprimerie de L. MARTINET, 2, rue Mignon.

INTRODUCTION.

A MONSIEUR LE DOCTEUR FERRUS,

Inspecteur général des asiles d'aliénés de France, etc., etc.

L'étude des causes des diverses dégénérescences de l'espèce humaine se rattache d'une manière si intime à l'avenir des asiles d'aliénés, que vous me permettrez, Monsieur, de soumettre à votre haute appréciation quelques-unes des idées qui m'ont été inspirées par cette importante question.

Je ne reviendrai pas, dans cet avant-propos, sur les causes présumées du goître et du crétinisme. Les lecteurs des *Annales médico-psychologiques* ont pu voir, dans une correspondance avec Mgr Billiet, archevêque de Chambéry, l'exposé des opinions qui me rapprochent de la manière de voir du savant prélat. En me rattachant à l'idée d'une cause essentielle spécifique qui se trouve en rapport avec la constitution géologique du sol, je n'ai pas négligé l'influence des causes secondaires, et dans les étroites limites qui m'étaient imposées, je n'ai pas oublié les auteurs contemporains qui se sont occupés de ce sujet. Il ne me reste qu'un regret, c'est de n'avoir pu faire pour le moment, à propos des doctrines des auteurs, une histoire plus complète du crétinisme. Cette importante question, que Fodéré a le premier soulevée parmi nous, paraissait avoir été complétement oubliée; mais, en présence du mouvement scientifique de l'Allemagne et de la Suisse, les amis de la science et de l'humanité remarqueront avec bonheur les tendances qui se font jour dans notre pays. Esquirol signale dans son ouvrage le remarquable rapport adressé en 1812 à M. le ministre de l'intérieur par M. de Rambuteau, à propos des crétins du Valais. Il parle aussi de M. Maugiron, de la Société des sciences de Lyon, qui le premier aurait observé les crétins avec quelque attention, et fait un mémoire sur le crétinisme ; mais, depuis cette époque, des études plus directes ont été entreprises. Je ne ferai que rappeler ici l'impulsion qui a été donnée par les excellents travaux de MM. les docteurs Cerise, Baillarger, Brierre de Boismont, Marchand de Toulouse. Vous-même dans votre mémoire sur le goître et le crétinisme soulevez l'importante question de la séquestration des crétins à titre d'idiots aliénés, et ouvrez la voie dans laquelle les administrations entreront infailliblement un jour. Tout récemment, et pendant que je publiais mes lettres dans les *Annales médico-psychologiques*, la science était dotée de recherches nouvelles, M. le docteur Vingtrinier, de Rouen, et M. le professeur Tourdes, de Strasbourg, adoptaient l'idée d'une espèce d'intoxication paludéenne comme cause génératrice du goître. La même opinion a été soutenue par M. le docteur Ancelon, de Dieuze, au Congrès scientifique de Nancy, en 1850. Il est inutile de faire ressortir combien ces opinions scientifiques se rapprochent de l'idée que la constitution géologique du sol est l'élément générateur de ces tristes dégénérescences de l'espèce humaine. Rappellerai-je encore que les savantes recherches de MM. Grange et Chatin ont démontré que la science chimique et la science géologique ont, dans cette difficile étude, apporté leur précieux contingent à la médecine proprement dite. Enfin les académies ne sont pas restées en dehors de ce progrès. Des prix ont été proposés par elles à ceux qui éclaireraient l'étiologie du goître et du crétinisme, et tout nous fait espérer que le mouvement actuel ne s'arrêtera pas avant d'avoir doté l'humanité souffrante de nouveaux moyens de prophylaxie et de traitement.

J'appellerai, Monsieur, votre attention sur le seul point qui me sépare encore de Mgr l'archevêque de Chambéry. Frappé de la profondeur du mal qui règne en Savoie, le savant prélat semble désespérer que les moyens prophylactiques et curatifs puissent jamais être assez puissants pour faire disparaître cette triste maladie endémique. Mgr Billiet est bien loin de rejeter les moyens prophylactiques; il les conseille vivement, et en voyant sa généreuse initiative, nous ne pouvons qu'applaudir au zèle qui le domine. Mais, en présence de cette influence qui tient à la constitution géologique du sol, Mgr de Chambéry semble encore une fois désespérer de la régénération complète des populations crétinisées.

Je me demande maintenant si la divergence de nos opinions ne tient pas à quelque côté de la question qui aurait été mal élucidé; je crois important d'appeler encore sur ce point l'attention du public médical.

Pas plus que Mgr l'archevêque de Chambéry, je ne crois à la curabilité du crétinisme lorsque le mal est confirmé. En vain soumettrions-nous à tous les procédés connus de pédagogie, aux meilleures influences hygiéniques, le crétin complet; il restera ce qu'il est, une anomalie monstrueuse, une représentation typique d'un état de dégénérescence que rien n'a pu prévenir, parce que rien n'a été tenté dans ce sens; avons-nous besoin d'ajouter enfin qu'aucun effort humain n'est capable de modifier ce qui n'est susceptible d'aucune amélioration? Je sais les les exagérations qui se sont produites à l'encontre de cette manière de voir, exagérations dangereuses pour l'avenir des institutions que la sympathie générale a déjà fondées dans quelques pays pour ces êtres dégénérés. Il faut faire la part du possible, et tracer la démarcation rigoureuse qui sépare la prophylaxie du traitement et qui distingue l'être modifiable de celui qui ne l'est pas. Il importe, en d'autres termes, que tout le monde soit persuadé qu'il est possible, dans la généralité des cas, de prévenir le mal que plus tard la science est impuissante à guérir.

Nous avons souvent parlé de prophylaxie, et nous éprouvons le besoin de dire, sous ce rapport, toute notre pensée, et de communiquer à nos lecteurs toute la ferveur de nos convictions. Nous avons appuyé par des faits l'idée que les générations futures peuvent être préservées de ce mal profond, épouvantable, qui, s'attaquant aux sources de la vie, ne produit plus à la place de l'homme créé à l'image de Dieu, qu'une ébauche informe, que des êtres dégradés dont on détourne instinctivement les regards avec dégoût ; êtres malheureux d'autant plus à plaindre, que les auteurs de leurs jours sont le plus souvent eux-mêmes frappés dans la libre manifestation de leurs facultés intellectuelles, et dénués des ressources les plus nécessaires à la vie. En présence de ce mal nous signalons le remède, et le lecteur qui voudra parcourir ces lettres se rendra compte des progrès accomplis à la Robertsau, près de Strasbourg, ainsi que des améliorations notables que nous avons signalées pour les départements de la Meurthe, du Bas-Rhin et des Vosges. Le mal qui a déjà été combattu avec succès dans nos contrées, aurait-il donc une intensité plus grande en Savoie ? Nous ne le pensons pas.

Dès qu'un mal endémique, de quelque nature qu'il soit, produit dans des pays différents les types extrêmes d'une affection organique ou d'une dégénérescence spéciale de l'espèce, on peut affirmer que la synergie de son action est la même. Or le crétin de la Meurthe, du Bas-Rhin et des Vosges est physiquement et moralement semblable à celui de la Savoie. Mais il existe une différence importante à noter, c'est que les causes de cette dégénérescence sont probablement plus généralisées dans ce dernier pays, ainsi que dans les différentes vallées des Alpes ; c'est qu'un plus grand nombre d'individus étant atteints, les éléments de la prophylaxie sont plus difficiles à appliquer, et que les esprits restent involontairement découragés en présence de la multiplicité du mal qu'il s'agit de combattre.

A Dieu ne plaise que je veuille, par ces paroles, mettre en

doute la foi que Mgr Billiet a dans les progrès de la science. Le savant prélat est de cette même science un représentant trop éclairé et trop important, pour que ses opinions puissent passer inaperçues ; mais c'est en raison même de l'influence que sa haute position lui permet d'exercer, que nous voudrions voir Mgr de Chambéry revenir sur le pronostic trop exclusif qu'il nous semble porter à propos de l'extinction probable du crétinisme dans les pays qui, en raison de la constitution géologique de leur territoire, puisent dans leur propre sol les éléments essentiels de cette affection.

Sans doute, et c'est ici que je vais me retrouver parfaitement d'accord avec Mgr Billiet, sans doute, en présence de la grandeur du mal, il faut plus que des efforts individuels pour le combattre efficacement, et il est nécessaire que le concours des gouvernements vienne en aide à des populations malheureuses et souvent apathiques. C'était le point de vue qui résumait pour ainsi dire à lui seul les conclusions de la commission que M. de Sivry, préfet du département de la Meurthe, avait nommée pour examiner les causes du crétinisme endémique à Rosières-aux-Salines. Cet honorable magistrat, qu'accompagnait dans sa visite à Rosières Mgr l'évêque de Nancy, a voulu lui-même venir sur les lieux ; il a vu le mal à sa source ; il a pu se rendre compte de l'effet que devaient produire sur une population prédisposée à l'endémicité goîtreuse et crétineuse, et l'influence générale exercée par la misère, et les conditions déplorables des habitations. C'était dans son milieu de prédilection qu'il s'agissait d'attaquer le mal, et l'on ne pouvait y arriver qu'en détruisant de fond en comble ce qui existe. Or, pour arriver à un pareil résultat, le concours de tout un département est rigoureusement nécessaire. Ajoutons encore, qu'outre les mesures générales d'assainissement du sol alluvionnaire sur lequel repose Rosières, nous demandions le déplacement et l'agrandissement des écoles, l'isolement dans un hospice spécialement destiné à ce but de tous les crétins infirmes et vagabonds, et que nous avions tout lieu d'espérer qu'une maison spéciale d'éducation serait particulièrement affectée aux enfants prédisposés au crétinisme qui y auraient été recueillis (1).

Tous ces projets de réforme, qui nous semblent le point de départ essentiel de l'extinction du mal, entraînent, nous le savons bien, d'énormes dépenses, mais on se tromperait si l'on croyait n'avoir affaire exclusivement qu'à des difficultés pécuniaires. Il est certains préjugés qu'il faut combattre, certaines opinions préconçues qu'il s'agit de réfuter en ramenant leurs auteurs à l'appréciation réelle des faits, et ceci n'est pas facile, parce que la conviction ne peut être établie dans ce cas que par l'observation médicale de faits d'un ordre purement pathologique.

Des personnes honorables, très bien intentionnées et qui ont déjà fait pour l'extinction du crétinisme des sacrifices plus ou moins considérables, ne croient pas opportun de dépasser la limite des progrès accomplis jusqu'à ce jour. Tout ce qui peut être tenté au delà de cette limite, leur semble, disons-le franchement, une injure faite à des populations où le crétinisme endémique n'est plus représenté que par des types bien éloignés de la dégénérescence que l'on remarquait autrefois; types qui, d'ailleurs, vont en diminuant tous les jours, ce qui peut faire espérer, dans un avenir plus ou moins prochain, la disparition complète de l'endémicité crétineuse.

Je suis le premier à reconnaître que, sous la simple influence des progrès réalisés depuis un demi-siècle, les causes du goître et du crétinisme ont diminué d'intensité, et je suis le premier aussi à me faire un point d'appui de ces améliorations pour

----

(1) Pour des raisons que nous ne pouvons nous permettre d'examiner ici, M. le curé, qui avait déjà fait dans ce but de grands sacrifices, n'a pas cru devoir donner suite à un projet pour lequel il avait reçu des encouragements de la part du conseil général. On offrait à M. le curé de prendre à un prix réduit les enfants arriérés qui sont entretenus aux frais du département à l'asile de Maréville, et qui auraient formé le noyau de cet établissement.

formuler l'espoir que le mal peut être éteint dans sa source.
Mais, d'un autre côté, je suis loin de partager l'optimisme d'un
grand nombre de personnes dont l'opinion mérite d'être prise
en considération, vu qu'elle compte parmi ses représentants des
médecins et des administrateurs. J'admets que les types extrêmes du crétinisme tendent à disparaître ; mais l'observateur qui
voudra aller au fond des choses, ne pourra s'empêcher de rattacher à une cause endémique spéciale le nombre infiniment
plus considérable , dans ces mêmes localités, d'individus à intelligence obtuse, d'êtres rachitiques, scrofuleux, sourds-muets,
idiots et imbéciles.

Quelques faits pris au hasard dans le nombre considérable
de ceux que je pourrais citer, feront mieux encore comprendre
ma pensée aux personnes qui n'ont qu'une idée incomplète des
populations de ces mêmes pays où règne la cause endémique,
sujet de mes observations.

A Rosières-aux-Salins, par exemple, on peut dire que, sur
une population de 2,400 âmes, il est possible de réunir tous les
extrêmes, tant à propos de la dégénérescence que de la perfection des types de l'espèce. C'est ainsi que le regard y est incessamment frappé par le pénible contraste de constitutions rachitiques, cachectiques et crétinisées, mises en présence des types
de la santé la plus florissante et du développement physique le
plus parfait. A côté de jeunes filles remarquables par leur beauté,
vous en rencontrez d'autres que défigurent des goîtres énormes.
Les femmes âgées, celles surtout qui appartiennent à la classe
pauvre, portent toutes cette difformité, qui est le signe extérieur
le plus frappant d'une influence endémique spéciale. Si nous
passons maintenant à un autre extrême de la vie et que nous
entrions dans les écoles des deux sexes, notre regard sera d'a-
bord réjoui par une foule de physionomies vives, épanouies,
intelligentes, pour venir ensuite s'arrêter avec tristesse sur des
enfants porteurs de têtes énormes, et qui, par leur apathie, la
lenteur de leurs mouvements, l'air de tristesse dont leurs traits

sont empreints, révèlent déjà les germes de la dégénérescence
dont ils seront un jour les victimes. Que l'on consulte d'ailleurs
les maîtres et maîtresses de ces écoles, et ils vous diront que les
enfants qui, jusqu'à un certain âge, leur avaient donné les plus
belles espérances, s'arrêtent tout à coup dans le mouvement
progressif de leurs facultés intellectuelles. La lenteur des mouvements remplace la vivacité native; le regard devient fixe,
hébété, et la cachexie mine sourdement ces jeunes constitutions
qui, pour être préservées d'une dégénérescence complète, auraient besoin d'être placées dans un autre milieu, et de subir
l'influence d'une hygiène physique et d'une hygiène morale
que, dans l'état actuel des choses, il est impossible de leur procurer.

Si ces données générales ne suffisent pas pour convaincre
quelques esprits, nous aurons recours aux enseignements de la
statistique. L'un des membres de la commission dont je fai-
sais partie, M. de Metz, conseiller de préfecture, a fait, pour
une période de 33 années à Rosières (1818 à 1851) la statistique
des cas de réforme pour le service militaire. Pendant ce laps de
temps, 352 individus ont passé devant le conseil de révision, et
153 ont été réformés pour les causes suivantes :

> Idiotie.   9
> Crétinisme.   19
> Goîtres   54
> Défaut de taille (rachitisme) . .   70
> Surdité   1
> ───
> Total. . . 153

A Marsal et à Moyen-Vic, où règnent aussi des influences
endémiques dans le genre de celles qui existent à Rosières, les
exemptions pour le service militaire atteignent à peu près la
même proportion. Les goîtres et le défaut de taille y figurent
pour le chiffre le plus élevé. La commission a fait ressortir dans
son rapport, que si la prédominance dans les réformes porte sur
les individus qui n'ont pas la taille exigée, cela tient aux causes

générales qui entravent le libre développement de la population.

Une autre considération qu'il importe de ne pas oublier, c'est que si le nombre des idiots n'est pas aussi considérable à propos des cas de réforme, la cause en est dans la mortalité qui est bien plus élevée chez les enfants de cette catégorie que chez les autres. Des renseignements, qu'il est facile du reste de vérifier sur le registre des décès, ont édifié la commission sur le chiffre croissant de la mortalité. Elle a pu se convaincre que, dans quelques localités, la population a été en diminuant, et que, dans d'autres, elle ne s'est tenue à son niveau que grâce aux immigrations étrangères; en sorte que l'on peut admettre sans trop de paradoxe, que si cette population se revivifiait par les éléments pris exclusivement dans son sein, la dégénérescence de l'espèce irait en croissant, et que l'on pourrait prédire pour une époque plus ou moins reculée, une diminution effrayante dans le nombre des habitants. On ne s'étonnera nullement d'un pareil résultat, si l'on veut bien jeter les yeux sur les statistiques suivantes des populations de Marsal et de Moyen-Vic (1).

Ces statistiques me sont communiquées par les deux respectables desservants de ces communes, MM. Baudouin et Barthélemy, qui s'occupent avec un zèle au-dessus de tout éloge, à combattre les causes qui amènent les tristes dégénérescences dont on va lire le relevé. J'ai pu, du reste, vérifier par moi-même que les chiffres, bien loin d'être exagérés, sont peut-être encore au-dessous de ce qui existe en réalité.

___

(1) Marsal et Moyen-Vic sont deux communes situées sur les bords et dans les marais de la Seille, petite rivière qui sort de l'étang d'Indre. Elles sont bâties sur des terrains fangeux, salifères; marais d'alluvion, immenses tourbières qui recouvrent des stratifications de marnes irisées, de gypse et de sel gemme. (Ancelon, *Mémoire sur les causes du goître et du crétinisme endémiques à Rosières-aux-Salines.*)

Sur 1017 habitants, Marsal compte, en fait d'infirmes, une population qui peut être catégorisée de la manière suivante :

Première catégorie. — *Goîtreux.*

1° Goîtres simples chez des adultes, n'empêchant pas ceux qui en sont atteints de se livrer aux travaux ordinaires des habitants de la commune :

40 individus qui appartiennent en proportion égale à l'un et à l'autre sexe.

2° Goîtres commençant chez des enfants qui suivent les écoles, et que l'on traite efficacement avec les sels iodurés et d'autres moyens hygiéniques dans le dispensaire fondé par les sœurs d'école :

25 enfants de l'un et de l'autre sexe.

3° Goîtres indurés, dégénérés, rendant les individus complétement infirmes et incapables d'aucun travail :

4 hommes, 1 femme.

M. l'abbé Baudouin se rappelle d'avoir baptisé un enfant du sexe féminin atteint d'un goître congénital.

Deuxième catégorie. — *Sourds-muets.*

3 enfants dont 1 garçon et 2 filles.

5 adultes. On ne compte dans la commune qu'un seul aveugle. 15 autres personnes sont atteintes d'une demi-surdité, dont le point de départ doit être recherché dans un état de demi-crétinisation qui a plus ou moins enrayé le développement des facultés intellectuelles.

Troisième catégorie. — *Crétins.*

1° 37 individus sont crétinisés au point d'être sourds, et restent frappés aussi bien dans leur développement intellectuel que dans leur développement physique.

2° 2 crétins appartiennent à ce que l'on désigne communément dans le pays sous le nom d'ancien type du crétinisme, et lequel résume, en d'autres termes, cette dégénérescence dans sa généralisation la plus hideuse.

QUATRIÈME CATÉGORIE. — *Imbéciles, idiots.*

4 individus dont on ne peut tirer aucun parti, et parmi lesquels il en est deux qui ont des accès de manie périodique.

CINQUIÈME CATÉGORIE. — *Rachitiques, contrefaits.*

1° 25 individus de l'un et de l'autre sexe sont au-dessous de la taille ordinaire et atteints de rachitisme à un degré plus ou moins avancé.

2· 6 sont affligés de pieds-bots.

M. Baudouin fait justement remarquer que, par suite des émigrations des habitants de Marsal pour l'Afrique et l'Amérique, tout fait présumer que les éléments de crétinisation se multiplieront dans l'avenir, malgré les améliorations notables qui avaient été amenées par les mariages que les militaires de la garnison contractaient avec les femmes de cette localité.

Moyen-Vic n'est éloigné de Marsal que de 4 à 5 kilomètres et compte 1200 habitants. On peut voir, par la statistique suivante de M. l'abbé Barthélemy, qui n'a choisi que les types extrêmes de diverses infirmités, à quel degré cette malheureuse population est victime des influences maladives qui règnent dans la localité, influences dont le crétinisme n'est que l'expression la plus avancée.

Goîtreux devenus tout à fait infirmes par suite de leur affection. 17
Sourds-muets 10
Crétins complets. 7
Idiots ou imbéciles non susceptibles d'amélioration . . 11
Rachitiques avec des difformités qui les rendent la plupart incapables d'application à aucun travail. 24
Total. . . 69

Ainsi sur une population de 1,200 habitants, nous pouvons déjà en retrancher 69 qui, par la nature de leurs infirmités, réclament des soins tout à fait particuliers et forment un véritable *caput mortuum*. Mais ce n'est pas tout : « Je n'ai pas, ajoute » M. Barthélemy, compté dans cette liste, 60 individus à peu » près, qui passent généralement pour être bien portants et bien » conformés, quoiqu'ils aient des goîtres de la *grosseur d'un œuf* » *et souvent des deux poings*. » Le nombre des hernies est prodigieux aussi à Moyen-Vic, puisqu'on en compte plus de 200. Enfin, je ne puis m'empêcher de faire ressortir la portée d'une observation que m'adresse le respectable curé de Moyen-Vic. Sur 170 décès qu'il a enregistrés depuis sept années, un tiers de ces décès atteint les enfants en bas-âge. La plupart des individus meurent à la suite d'hydropisies et de fluxions de poitrine. La gastrite, qui n'est que la conséquence du mauvais régime alimentaire, vient immédiatement après dans l'ordre de fréquence. Cinq individus ont succombé à la suite d'affections cancéreuses et six autres ont été la victime de hernies étranglées.

S'il m'était possible de faire ici l'exposé de toutes les dégénérescences de l'ordre intellectuel et de l'ordre physique que j'ai observées dans les diverses communes de ce département où j'ai étudié l'étiologie du goître et du crétinisme, on verrait que l'optimisme de certaines personnes est un mauvais conseiller, et que le progrès s'accommode mal de n'examiner les choses qu'à la superficie. Les faits que j'ai cités suffiront, au reste, pour prouver que si le principe endémique a diminué d'intensité pour ce qui regarde les types extrêmes de la dégénérescence crétineuse, on ne saurait affirmer que ce principe ait complétement disparu. Il revêt, si l'on veut, des formes plus bénignes, mais en présence de cet état presque général de cachexie et de lésions du système nerveux qui se révèlent à l'observateur par l'imbécillité, l'idiotie, la torpeur intellectuelle, la surdi-mutité, le rachitisme et quelquefois par une simple innervation, nul ne pourra nier qu'une pareille situation ne soit de nature à réveiller la sollicitude des administrateurs et celle des médecins. Le mal que je signale a même des formes si variées, qu'en dehors de la constitution géologique du sol, il nous semble, dans certaines circonstances, parcourir un cercle fatal, en ce sens qu'il est possible d'étudier dans une même famille l'évolution pour ainsi dire circulaire de ce principe endémique, lequel se montrera, si l'on veut, à son origine, comme un simple état d'innervation , et se terminera par la dégénérescence crétineuse la plus complète. Expliquons notre pensée par un exemple entre mille que nous pourrions citer.

Nous connaissons à Rosières une famille composée du père, de la mère et de dix enfants actuellement vivants. Le père est intelligent, grand, robuste, bien conformé, mais il a dans l'expression de sa figure un cachet crétineux. La mère est une femme d'une intelligence bien supérieure à celle de son mari, et qui, dans les membres de sa famille, ne compte ni crétins, ni imbéciles, ni aliénés. Sa mère vit encore, c'est une femme très remarquable sous le rapport des facultés intellectuelles. On ne peut dire la même chose des ascendants du mari parmi lesquels il y a eu des aliénés et des crétins. Quoi qu'il en soit, leurs trois premiers enfants sont des filles d'une intelligence ordinaire, il est vrai, mais qui peuvent se classer dans la population saine de la localité. Les deux autres sont indolentes, lourdes, goîtreuses. L'une d'elles est affectée d'une demi-surdité et n'est susceptible que de se livrer aux travaux les plus grossiers de la campagne. Deux autres enfants, dont un garçon et une fille, sont imbéciles, rachitiques et sourds, et les trois derniers enfin, un garçon et deux filles, sont des crétins confirmés. Or, nous le demandons, n'est-ce pas là un de ces cas où le mal s'est pour ainsi dire alimenté à sa propre source, où les dégénérescences ont parcouru un cercle fatal dont un des points de circonférence est marqué par l'innervation et l'autre par la généralisation du mal endémique ? Sans doute, il ne faut pas oublier dans ce cas l'action de l'hérédité, mais on ne pourra méconnaître, d'un autre côté, l'influence toujours croissante de la débilité maternelle sur les enfants issus de cette union. Cette débilité ne s'explique du reste que trop par les privations de cette malheureuse famille et par le milieu délétère dans lequel se passe son existence. Les résultats sont dans ce cas d'année en année plus frappants et plus saisissables pour l'observateur, et se traduisent en dernier lieu par des dégénérescences progressives. La mère de ces enfants dégénérés, quoique âgée de quarante-cinq ans à peine, a déjà les signes de la décrépitude. Elle est affligée d'un énorme goître ; un état général de cachexie est l'indice certain de la terminaison qui, dans un avenir prochain, menace son existence. Cette terminaison est à peu près la même pour les classes déshéritées de ces pays contaminés ; c'est, comme nous l'avons dit, l'hydropisie partielle ou l'anasarque. J'accorde volontiers à Mgr Billiet, que, dans mon mémoire au congrès scientifique de Nancy, j'ai fait une part trop large peut-être à ces influences secondaires comme éléments générateurs du crétinisme ; mais j'avoue qu'en présence des faits d'un ordre inverse qui se produisaient dans les familles aisées, qu'en présence de la rareté de ces dégénérescences dans les conditions où l'hygiène physique et l'hygiène morale recevaient la plénitude de leur application, je ne pouvais m'empêcher de saisir avidement ce côté si consolant de la prophylaxie, et de croire qu'en dépit de l'influence géologique du sol, il était possible, grâces aux efforts de tous, de lutter avec succès contre cette influence *essentiellement* malfaisante.

La prophylaxie et le traitement, voilà donc le terrain sur lequel nous nous réunissons tous, malgré certaines divergences d'opinion plus apparentes que réelles, ainsi que j'ai eu l'honneur de l'exposer dans mes lettres à Mgr l'archevêque de Chambéry. Le temps est même passé, où, d'après les données de la médecine ordinaire, nous nous appuyions plutôt sur tel spécifique que sur tel autre ; mais tout en ne négligeant aucun moyen curatif spécial, nous allons plus directement au but que par le passé, en faisant un appel énergique aux forces administratives du pays pour venir en aide aux efforts de la médecine.

Je citerai, Monsieur l'inspecteur, vos propres paroles.

Vous demandez dans les conclusions de votre mémoire, comme mesures administratives et judiciaires :

« La séquestration des crétins à titre d'idiots aliénés ; les res-
» trictions apportées à leur droit civil, ou tout ou moins l'appli-
» cation, à cette classe de malheureux, des articles du code tou-
» chant les oppositions au mariage pour les individus dont la
» liberté morale n'est pas complète. »

La réalisation de ce vœu serait chose des plus importantes, en ce qu'elle amènerait la création d'asiles spéciaux affectés aux crétins, imbéciles, idiots et arriérés, et que cette mesure permet-
trait de débarrasser nos asiles des incurables de cette catégorie. En voyant la progression toujours croissante d'êtres dégénérés dans nos hospices d'aliénés, nous ne pouvons que jeter un re-
gard plein d'inquiétude sur l'avenir de la médecine mentale proprement dite (1). D'ailleurs ce que vous me demandez sous ce rapport a déjà reçu son application dans le Wurtemberg pour ce qui regarde les crétins, et dans tous les pays de l'Allemagne pour les imbéciles, les idiots et les incurables, qui sont relégués dans des établissements spéciaux.

Vous demandez ensuite comme mesures intellectuelles et morales :

« La création d'écoles. Un enseignement approprié, et dont les
» éléments peuvent être empruntés dans certaines limites, tant
» à ce qui se pratique à Bicêtre et à la Salpêtrière, qu'au trai-
» tement mis en usage dans quelques établissements spéciale-
» ment destinés à l'éducation des enfants crétinisés.

» Enfin, comme mesure accessoire, mais préalable, un re-
» censement exact, soumis à la vérification des inspecteurs du
» service des aliénés, qui indiquerait, dans les localités où sévit

---

(1) A Maréville, sur une population de 1000 malades, nous comptons plus de 200 imbéciles, idiots, arriérés et crétins, en dehors des incurables.

» le crétinisme, le nombre des malheureux qui en sont atteints,
» et déterminerait, autant que possible, le degré de la maladie. »

Permettez-moi d'ajouter à ces mesures si larges, si éminemment prophylactiques, ce que l'étude des besoins locaux dans
le département de la Meurthe m'a inspiré, à propos de l'utile
influence qui se rattache à l'intervention médicale. Je désirerais
voir nommer, pour ces mêmes localités, des médecins spéciaux
qui auraient la même position officielle que les médecins des
asiles. Je n'ai pas besoin d'insister sur l'avantage que les administrations locales, les desservants et les instituteurs des communes
trouveraient dans cette heureuse combinaison, qui réunirait
dans un seul faisceau les efforts des hommes les plus compétents, pour mener à bonne fin l'entreprise que nous poursuivons.

Je ne m'arrêterai pas aux objections que soulèvent les projets
de réforme à propos des imbéciles, des idiots, des arriérés et des
crétins. Ces objections sont connues de tout le monde, et portent principalement sur les grandes dépenses qu'entraîneraient
ces projets. Aux personnes qui me parlaient de ces dépenses,
je répondais par une observation que je suis presque honteux
de reproduire ici. Au point de vue de toute bonne administration, on ne regarde pas comme un sacrifice toute dépense qui
doit rapporter des profits ; or, nous le demandons, si, par des
améliorations successives, on fait disparaître toutes ces infirmités, qui peuvent être regardées comme *des non-valeurs* sociales,
n'aura-t-on pas gagné assez ? Je ne parlais pas aux mêmes personnes des devoirs que nous impose l'humanité souffrante, mais
je leur représentais qu'en bonne économie agricole, les riches
propriétaires ne craignent pas de faire des sacrifices pour amener l'amélioration des races domestiques.

Mais il est d'autres objections qui me paraissent plus sérieuses,
par la raison qu'elles sont plus médicales.

On craint de ne pas trouver de médecins assez dévoués pour
s'occuper d'une médecine aussi ingrate. Le corps médical
français, m'écrit un célèbre aliéniste allemand, n'est pas favo-

risé, comme il l'est en Allemagne, où tout médecin qui oc-cupe une position gouvernementale officielle, est non-seulement entouré de plus de considération, mais voit sa position assurée lorsque l'âge, les infirmités ou les accidents lui font un devoir de se retirer... Je connais et apprécie parfaitement ces diffé-rences de position, mais je croirais faire injure aux médecins français si je pouvais supposer qu'ils ne continueront pas à ap-porter dans leurs fonctions le dévouement dont ils ont fait preuve jusqu'à ce jour.

Enfin, pourquoi craindrions-nous de l'avouer ici ? Les études sur les dégénérescences de l'espèce humaine n'entrent pas dans les goûts et dans les habitudes de tous les médecins aliénistes, soit que les milieux qu'ils habitent ne soient pas propres à leur fournir un champ assez vaste d'observations, soit que leurs tendances personnelles ne les portent pas à ce genre d'études. C'est au moins la conviction qui est résultée pour moi en reli-sant la correspondance que j'ai le bonheur d'entretenir avec les principaux médecins aliénistes français et étrangers. Mais j'ai tout lieu d'espérer que ces honorables collègues, dont plusieurs veulent bien quelquefois accepter mes inspirations, se convain-cront facilement que l'étude spéciale de toutes les causes qui, de près ou de loin, entravent le libre développement de nos facultés intellectuelles, que cette étude, dis-je, est du ressort de notre spécialité. Je ne sais si je me trompe, mais je crois fermement que le seul moyen de relever notre position si pré-caire et souvent si tourmentée, de rattacher de nouveau aux études psychologiques ceux qui aujourd'hui s'en éloignent dé-couragés, c'est d'agrandir la sphère de nos études, et d'augmen-ter conséquemment l'action légitime que nous pouvons exercer sur l'amélioration intellectuelle physique et morale de l'hu-manité.

La réussite dans ce que l'on entreprend est, sans aucun doute, une perspective encourageante, mais, je l'avoue dans toute la franchise de mon âme, la certitude du contraire ne me fera pas quitter la voie dans laquelle je suis entré. Comme je l'ai écrit à Mgr Billiet, le crétinisme n'est qu'un point dans l'étude générale des dégénérescences de l'espèce humaine, et c'est précisément cette étude que je veux poursuivre avec toute l'ardeur que le ciel m'a donnée en partage.

Les beaux travaux d'anthropologie et de physiologie comparée de MM. les professeurs Serres, Flourens et d'autres savants, nous ouvrent la voie dans une étude que viennent féconder les progrès de la physiologie et de la psychologie. Les tendances scientifiques de beaucoup de modernes sont plus que jamais dirigées vers l'étude des influences géologiques du sol sur le développement de certaines affections endémiques. J'ai le bonheur encore d'être encouragé dans cette voie par votre propre exemple, monsieur, ainsi que par l'homme éminent qui dirige aujourd'hui le service sanitaire en France. Nul médecin n'est plus à même que M. le docteur Mêlier de donner une impulsion féconde à de semblables recherches. Son remarquable rapport sur les marais salants nous offre un modèle que l'on ne peut suivre qu'avec profit dans des investigations de ce genre.

Enfin, quant aux institutions spéciales que nous demandons tous pour les malheureux dont nous plaidons la cause, nul ne peut prévoir si, dans un avenir plus ou moins prochain, nos efforts ne seront pas couronnés de succès ; mais, quoi qu'il arrive, nous pouvons répéter avec Esquirol : *Si nous ne pouvons pas être utiles en espérant l'être, si nous n'avons fait qu'un beau rêve, ce rêve du moins nous aura laissé l'espérance* (1).

MOREL.

Maréville, le 1ᵉʳ février 1855.

_____

(1) Esquirol, *Des établissements d'aliénés en France*, t. II, p. 431.

Extrait des Annales médico-psychologiques.

NOUVELLES OBSERVATIONS

SUR

LE GOITRE ET LE CRÉTINISME

PAR

MGR ALEXIS BILLET,

Archevêque de Chambéry;

AVEC DES RÉFLEXIONS

Par M. MOREL,

Médecin en chef de l'asile de Maréville (Meurthe).

Chambéry, le 11 février 1854.

MONSIEUR,

Dernièrement, M. le docteur Fusier m'a prêté un mémoire que vous avez publié en 1851, sur les causes du goître et du crétinisme endémiques à Rosières-aux-Salines. En le lisant, j'ai fait quelques observations que je veux vous communiquer. Dans une notice, insérée il y a quelques années dans les Mémoires de la Société royale académique de Savoie, j'ai émis, sur la même question, quelques opinions que peu de personnes ont approuvées, et que je ne crois pas cependant encore devoir abandonner. Je vais les résumer ici en peu de mots.

Je pense qu'il faut assigner au goître et au crétinisme des

causes secondaires ou accessoires, et des causes directes, primitives, ou causes proprement dites. Je regarde, comme causes secondaires, les conditions hygiéniques, la configuration du sol, l'étroitesse des vallées, le défaut d'insolation ou de courants d'air, l'humidité excessive, la mauvaise construction et la malpropreté des habitations, etc. Toutes ces circonstances peuvent influer sur ces deux affections, en favoriser le développement ; mais elles n'en sont pas la *première cause*, parce que, très souvent, on trouve les mêmes conditions hygiéniques dans des pays où le goître et le crétinisme sont inconnus. Il me semble qu'il faut chercher la vraie cause de ces deux maladies non dans la configuration extérieure du sol, mais dans sa *constitution minéralogique*, non dans les conditions météorologiques, mais dans la nature du terrain. Elles ne sont *endémiques* que parce que la population qui en est affligée a fixé son séjour dans le pays qui les produit. Les localités qui en ont aujourd'hui, en ont toujours eu, et en auront toujours, à moins qu'on ne vienne à découvrir un préservatif véritable. Emmenez cette population dans un pays salubre, après une ou deux générations elle ne se ressentira plus de ces infirmités ; celle qui la remplacera en sera entièrement atteinte en très peu de temps, parce que la vraie cause du mal n'est ni dans les conditions hygiéniques, ni dans le sang de la population : elle *est sous la surface du sol*, et *non dessus*.

Le sol exerce son influence sur la population par les propriétés qu'il communique aux eaux, et peut-être aussi aux fruits de la terre qui y croissent. Quelle est la substance minéralogique qui produit cet effet ? Serait-ce la magnésie, comme le croit le docteur Grange, ou l'absence de l'iode, comme l'assure M. Chatin ? Je n'ose rien affirmer à cet égard ; seulement je crois pouvoir assurer que, en Savoie, c'est presque exclusivement sur les terrains argileux et gypseux que ces deux maladies se développent. La partie occidentale de la Savoie est calcaire ; on y trouve les calcaires crétacé, néocomien et jurassique en très grande quantité, avec quelques dépôts d'alluvion ancienne et quelques placages de grès. La partie orientale, qui semble appartenir principalement au lias, est occupée spécialement par des schistes argileux et des dépôts de gypse. Dans sa partie occidentale, dont le calcaire compacte forme le terrain principal, le goître et le crétinisme sont presque inconnus; si l'on en trouve quelques cas, ce n'est que dans les habitations qui sont situées sur la mollasse, ou sur l'alluvion ancienne, ou sur les dépôts du Rhône: sur la partie orientale, au contraire, ces deux tristes affections sont extrêmement communes. Dès qu'on rencontre des collines formées d'un schiste argileux gris ou brun et friable, où des pentes d'une terre noire et gluante, sur lesquelles les eaux pluviales creusent de profondes rigoles, ou d'énormes dépôts de gypse, on peut être sûr de trouver sur ces formations une population gravement affligée par le goître et le crétinisme.

C'est l'inspection de ces terrains et la manière dont le goître et le crétinisme s'y trouvent distribués qui m'ont porté à penser que ces deux maladies dépendent du sol plutôt que des phénomènes météorologiques; on m'a souvent répondu qu'il y a beaucoup de gypse à Montmartre et que le goître y est inconnu; mais je crois aussi que la chaux sulfatée de Montmartre n'appartient pas au lias, comme celle de nos vallées.

À la cinquième page de votre mémoire, vous dites que Rosières est situé « sur un sol d'alluvion, et qu'on y trouve à peu » de profondeur d'immenses carrières de gypse en pleine ex- » ploitation. » Il me semble que c'est précisément là le terrain sur lequel on trouve le goître et le crétinisme en Savoie. Vous serait-il possible de tracer un cercle autour de cette formation, et d'observer si ces deux infirmités ne vont pas en diminuant à mesure qu'on s'en éloigne? Je désirerais savoir aussi s'il y a dans vos environs des roches de calcaire compacte crétacé, néocomien ou jurassique, et si les villages bâtis sur ce terrain sont sujets au goître comme Rosières-aux-Salines. Ces observations comparatives pourraient servir à confirmer mon opinion ou à prouver que je me fais illusion.

Je vois, par votre mémoire, que votre prophylaxie, comme celle de la plupart des auteurs qui ont traité cette question, consiste presque entièrement à améliorer les conditions hygiéniques. J'applaudis à vos bonnes intentions, ces précautions ne peuvent être que très avantageuses ; mais je les crois insuffisantes, parce qu'elles ne vont pas à la racine du mal. Si mon opinion est fondée, quand vous remplaceriez toutes les maisons de Rosières par des palais, le goître et le crétinisme n'y cesseraient pas. Le moyen prophylactique le plus sûr, c'est de quitter le pays et de chercher ailleurs un sol plus salubre. Si l'on ne peut s'y résigner, il faut établir des citernes pour se procurer des eaux plus indépendantes de l'influence du terrain ; si l'on y trouve encore trop de difficultés, il faut au moins chercher en dehors du sol infecté une source sortant d'une roche vive, et l'amener au milieu des habitations, quoi qu'il puisse en coûter. Mais tout cela suppose la vérité de mon opinion ; si elle est fausse, l'amélioration des conditions hygiéniques devra suffire.

Ce que vous dites, à la page neuvième, de la malpropreté des habitations, dans les vallées d'Aoste, Tarentaise et Maurienne, est exagéré. Certainement on peut y en trouver beaucoup dont l'intérieur est pauvre et misérable, mais, dans l'ensemble, les habitations des fermiers de la plaine, qui ne possèdent rien, sont aussi pauvres et aussi mal tenues pour le moins que celles des paysans des hautes vallées des Alpes, qui ont tous quelques immeubles en propriété. Ces réflexions m'ayant été inspirées ou rappelées par la lecture de votre mémoire, je me suis déterminé à vous les adresser. Si vous avez le temps de les lire, vous en porterez le jugement qu'il vous plaira.

J'ai l'honneur d'être, etc.,

† ALEXIS BILLET,
Archevêque de Chambéry (Savoie).

Monseigneur,

La lettre dont vous avez bien voulu m'honorer renferme des questions de la plus haute importance, et je vous demanderai la permission de préciser le point sur lequel je vais avoir l'honneur de vous répondre.

Le mémoire auquel Votre Grandeur fait allusion a eu surtout pour but de reporter l'intérêt des savants réunis au congrès, à Nancy, sur la malheureuse population de Rosières et sur les meilleurs moyens à proposer à l'administration pour chercher à éteindre ou à amoindrir les causes de ces déplorables dégénérescences de l'espèce. Je me suis réservé d'étudier plus à fond, autant que mes connaissances acquises pouvaient me le permettre, la constitution géologique de Rosières et d'autres localités de la Meurthe, où se trouvent des crétins et des goîtreux. Je n'examinerai donc pas, dans ce moment, ce côté de la question. Ce sera, si vous voulez bien me le permettre, le sujet d'une seconde lettre. Je fais la même réserve pour l'examen des théories de nos honorables savants MM. Grange et Chatin. Si je ne partage pas complétement les opinions de ces hommes distingués, je pense, néanmoins, qu'elles doivent être prises en sérieuse considération, pour ce qui regarde la prophylaxie surtout. Je ne leur fais qu'un reproche, c'est de présenter la question à

un point de vue trop absolu peut-être ; car je suis toujours d'avis
que le crétinisme, ou si vous aimez mieux le développement ul-
térieur de cette affection, tient à un ensemble de causes que
j'appellerai avec vous, Monseigneur, des causes secondaires.

Je vais maintenant aborder la question principale, celle du
traitement (du traitement préventif surtout, car le crétin qui en
est arrivé à la *perfection de son type de dégénérescence*, n'est
plus modifiable). Je vais, dis-je, aborder la question en m'ex-
pliquant préliminairement, en peu de mots, sur ce que Votre
Grandeur a tant de raison d'appeler *la vraie cause de la maladie*.

A la question de savoir si les causes primaires ou secondaires
auxquelles les auteurs rattachent, à tort ou à raison, l'étiologie
du goître et du crétinisme produiraient par leur réunion, dans
telle autre localité donnée, les mêmes productions dégénérées,
je répondrai, avec vous, que la chose ne me paraît pas possible.
Nous aurions, il est vrai, affaire à des êtres maladifs, scrofuleux,
rachitiques, idiots ou imbéciles ; mais quant à y rencontrer les
véritables crétins que nous connaissons, je ne pense pas que la
chose soit possible. Je suis donc complétement de votre avis,
Monseigneur, quand vous dites qu'il faut rechercher la *vraie
cause du crétinisme dans la constitution minéralogique du sol*.
Notons encore que cette idée n'est pas seulement appuyée sur
l'élément scientifique, mais sur ce que j'appellerai l'instinct, ou
si l'on préfère, le *préjugé populaire*. Sans doute, ces hommes
ne pourront, dans leur ignorance, analyser les conditions géologiques du sol et les principes qui existent dans les eaux qui
sortent de ce sol, et dont ils s'abreuvent ; mais ils diront et ré-
péteront sous toutes les formes : « *La maladie tient au pays ;
les eaux que nous buvons sont lourdes et ne cuisent pas nos lé-
gumes !..... Il y a sous la terre du plâtre, des mines de
sel* (1), etc. »

_____

(1) Rosières, Vic, Moyen-Vic, Dieuze et d'autres localités où l'on ren-

J'admets parfaitement, Monseigneur, cette cause première essentielle ; mais en l'admettant sans restriction, et dans les termes que vous posez, je crois aussi que cette cause première amène chez tous les habitants d'un pays une prédisposition à tomber dans cette dégénérescence désignée sous le nom de cré tinisme. La cause première est là : elle agit ; elle n'est, pour ainsi dire, jamais absente. Certains symptômes généraux en révèlent la présence. Il y a dans les gestes, les habitudes, la conformation extérieure du corps, quelque chose de plus lourd, de plus pesant. Les habitants des pays environnants signaleront même avec une certaine malice des conditions particulières dans l'intelligence et le caractère qui représentent les habitants des pays crétinisés comme étant plus lourds, plus têtus et plus opiniâtres que leurs voisins, et ne se distinguant pas toujours à leur avantage par leurs tendances et par leurs mœurs. Je ne veux pas ici charger ce tableau, et je regarde déjà les candidats au crétinisme assez malheureux de vivre dans ce milieu de prédisposition ; mais je crois aussi (et c'est ici que nous allons différer d'opinion) que cette cause première peut être essentiellement combattue dans ses conséquences. En d'autres termes, tout en admettant *une cause essentielle, inévitable,* te-

---

contre des goitreux et des crétins, sont, comme on sait, placés sur un immense banc de sel d'où ils sont séparés par le lias, et surtout, d'après M. le docteur Bagré, par le calcaire à Gryphites, dont se composent presque exclusivement les matériaux destinés à l'entretien des routes dans cette partie du département de la Meurthe. La grande masse de la circonscription où se trouvent les mines de sel est formée par les marnes placées immédiatement au-dessous du lias. Les marnes rouges, irisées, blanches, ferrugineuses, sont séparées par des amas souvent très considérables de gypse ; plus bas, par des bandes de calcaires magnésiens ou pierres blanches. Au-dessous de ce massif marneux, qui couvre presque tout l'arrondissement, se trouve, à 67 mètres de profondeur, le vaste dépôt de sel gemme qui a été découvert à Vic, et dont l'exploitation est à Dieuze, à 25 kilomètres à peu près de cette dernière localité. (Rapport général des conseils d'hygiène de la Meurthe.)

nant à la constitution minéralogique du sol, je suis loin de penser que le seul remède soit l'abandon du pays, et je reste persuadé, jusqu'à la parfaite démonstration du contraire, qu'il y a un remède à ce mal épouvantable. Les nouvelles études que j'ai pu faire sur cet état de choses m'ont amené à cette conviction, et je vous demande, Monseigneur, la permission de vous expliquer les motifs de ma foi médicale.

Chargé, par M. le préfet de la Meurthe, d'étudier les causes du goître et du crétinisme endémiques à Rosières-aux-Salines, ainsi que dans d'autres localités de la Meurthe, je m'attachai surtout, dans mes recherches, à l'idée que le temps des théories devait faire place à celui de l'action. En d'autres termes, j'étais bien plus préoccupé des moyens de remédier au mal que de rechercher les causes du mal en lui-même, quoique cette recherche fût l'objet principal de ma mission. Je me demandai donc, en voyant la magnifique position topographique de Rosières, et la fertilité prodigieuse de son territoire, comment, à côté des belles productions de la nature, il existait chez le roi de la création une aussi triste dégénérescence de son état physique et souvent de son état mental. Je voyais cette dégénérescence s'étendre non seulement aux hommes, mais encore aux animaux; car il existe à Rosières un haras, dont les étalons aux formes nobles et dégagées font un singulier contraste avec les chevaux indigènes, remarquables par leur état de rabougrissement et les maladies chroniques dont ils sont atteints, ainsi que nous allons le voir dans un instant. Mais ce contraste lui-même était bien plus frappant encore, si je comparais l'homme à l'homme. Dans la partie bien habitée de Rosières, où les maisons sont vastes, aérées, et occupées généralement par la classe aisée, les manifestations du crétinisme sont un fait exceptionnel. En visitant les écoles, si l'on est frappé par la vue d'un certain nombre d'enfants, qui portent généralement sur leur figure le triste cachet d'une dégénérescence future, la généralité paraît bien éveillée et montre les dispositions intellectuelles ordinaires aux enfants des contrées voisines. Ce n'est que, plus tard, que les enfants pauvres et négligés deviennent les victimes du mauvais milieu physique et moral dans lequel ils continuent à se développer. Ainsi donc, en ne prenant ce fait que dans sa plus grande simplicité, il nous apprend que, sur une population vivant sur le même terrain, exposée à la même cause essentielle qui a sa racine dans la constitution minéralogique du sol, il existe deux classes bien distinctes d'individus dont les uns se développent normalement et les autres paraissent voués à la plus triste des dégénérescences de l'espèce. D'où vient cette différence ? Nous sommes bien obligés de la chercher dans l'action des causes secondaires ; et, parmi ces dernières, les mauvaises conditions de l'habitation me semblent être une des causes les plus actives, les plus importantes à combattre, ainsi que je vais l'établir.

Il existe à Rosières, et généralement dans les localités de la Meurthe où se trouvent des crétins, un genre d'habitation dont les conditions architecturales vicieuses ne peuvent être modifiées favorablement ni par l'air, ni par la lumière (1). Je les ai déjà signalées dans mon mémoire au Congrès scientifique, et j'ai retrouvé le même genre d'architecture et d'organisation intérieure des maisons à Vic, Dieuze, Château-Salins, Marsal, Moyen-Vic et les villages environnant ces localités. J'ajouterai que, partout où j'ai rencontré des maisons pareilles, j'ai observé chez ceux qui les habitent un état lymphatique, scrofuleux. Ce sont,

---

(1) Un immense corridor de 25, 30, 40 mètres et plus sépare en deux parties égales un grand corps de bâtiment. Sur ce corridor, viennent s'ouvrir des chambres ou plutôt des réduits, qui ne peuvent recevoir le jour et l'air d'aucun côté. Cet immense corridor, sombre et humide, est parfois interrompu dans quelques unes de ses parties par de petites cours où les habitants élèvent leurs porcs, et il vient ordinairement aboutir à la rivière ou au canal. Notons encore que la plupart des habitations dont je parle sont sur un terrain fangeux, plus bas souvent que les rivières et les canaux qui les bordent, et que ce même terrain absorbe depuis des siècles les eaux pluviales et ménagères.

en un mot, les malheureux qui passent les deux tiers de leur existence dans ces tristes conditions qui fournissent au goître, à l'imbécillité, à la surdi-mutité, et enfin au crétinisme (affections endémiques dans ces contrées), leurs candidats les plus nombreux. Des milliers de faits sont venus me confirmer dans l'idée que l'humidité, l'absence de l'air et de la lumière étaient, parmi les causes secondaires, celles qui agissent avec le plus d'intensité pour le développement ultime de l'élément primitif de dégénérescence que les habitants d'une contrée puisent dans les conditions minéralogiques du sol. Je devais me rendre à l'évidence des faits, lorsque j'observai qu'à côté d'une habitation placée dans les mauvaises conditions que je décris, et peuplée d'êtres étiolés, souffreteux, rachitiques, imbéciles, crétins ou crétinisés, je voyais dans la maison voisine l'absence de ces mêmes états maladifs. Sans doute, j'ai rencontré des exceptions, et les démarcations n'étaient pas toujours aussi tranchées que l'aurait désiré la théorie ; mais l'observateur judicieux se rend facilement compte de ces exceptions. Il sait qu'il y a d'autres causes secondaires qui ne sont pas moins fatales dans leur action. La mauvaise nourriture de ces malheureux doit entrer en ligne de compte. Je m'en rapporte aux observations des médecins qui se sont spécialement occupés de la question, tels que MM. Ferrus, Cerise, Brierre de Boismont, Baillarger, Moffei, Rœsch. Je ne puis enfin en dire plus, sous ce rapport, que la commission de Sardaigne dans son célèbre rapport. Je sais seulement que chaque pays a son hygiène spéciale, et que, dans celui que j'habite, les femmes, épuisées par un état général de marasme, ne peuvent pas fournir à leurs nourrissons un lait suffisamment abondant, et qu'elles leur préparent des bouillies qui amènent un état de gastrite chronique, de diarrhées bilieuses, avec météorisme du ventre, toutes conditions maladives plus que suffisantes pour produire le rachitisme dans le cas où ces enfants survivent, *ce qui heureusement* n'arrive pas, vu que la mortalité est très grande dans ces familles malheureuses. J'ajouterai

encore, qu'en dehors de l'élément primitif, les causes secondaires, telles que l'absence de l'air et celle de la lumière, ont
parfois une action assez grande pour développer le goître. C'est
ce que j'ai pu observer à l'asile de Maréville, où le goître était
endémique il y a sept ou huit ans. Cette infirmité a disparu avec
la destruction des murs qui environnaient des cours étroites,
insalubres, véritables foyers d'une humidité constante. Cette infirmité, dis-je, a disparu par de simples précautions hygiéniques, sans qu'il ait été nécessaire de modifier en rien la nature
des eaux potables.

Enfin, je sais toutes les objections que l'on peut me faire. Je
vais au-devant de la principale, parce que c'est une de celles
contre lesquelles toutes les conséquences d'une théorie, si
fondée qu'on puisse la supposer, viendront se briser. On rencontre assez souvent, dans les pays où existent des crétins, et
cela parmi les mêmes membres d'une famille, plusieurs individus atteints à des degrés différents de cette même infirmité;
c'est-à-dire que, sur huit ou dix enfants, il y en aura deux de
crétins, deux ou trois imbéciles, ou idiots, ou sourds, ou singulièrement retardés, tandis que les autres ont pu continuer la
famille et ont été assez intelligents pour apprendre des états ou
se marier. Bien mieux, dans des familles venues de pays étrangers, et qui ont eu des enfants dans la nouvelle contrée qu'ils
ont choisie pour lieu de séjour, on voit tout à coup se produire
sur un nouveau-né la dégénérescence crétineuse, et cela dans
les meilleures conditions de fortune, d'hygiène et d'habitation.
J'en ai cité dans mon mémoire un cas remarquable à propos de
la famille d'un ancien directeur du haras. Je ne me charge certes
pas d'expliquer tous les faits extraordinaires que l'on observe
dans les pays où règne une affection endémique. Je crois qu'il
faut accepter les faits qu'une saine observation nous démontre,
et être sobre d'explications. Dans mon *Traité théorique et pratique de l'aliénation mentale*, j'ai parlé des influences de l'ima-
gination chez les femmes enceintes. Je m'en tiens à ces consi-

dérations générales, que je partage avec des physiologistes et des psychologues célèbres, et je m'arrête là où les données de l'observation ne peuvent jeter qu'une lumière incertaine.

Désireux enfin de baser le rapport que j'avais à adresser à l'autorité sur les indications les plus positives qui devaient, sinon éclairer complétement la question étiologique, du moins donner à l'élément de prophylaxie une impulsion nouvelle, j'ai prié un savant médecin vétérinaire de Rosières, M. Rougieux, de vouloir bien me renseigner sur les causes des ophthalmies et diarrhées chroniques, ainsi que des goîtres et des difformités du système osseux, si communes parmi certaines classes d'animaux de notre contrée. Or, voici le résumé de ce que m'écrit ce vétérinaire, un des élèves les plus distingués d'Alfort, et qui exerce depuis vingt-quatre ans dans ce pays. Les observations de M. Rougieux n'ont pu être d'aucune manière influencées par les considérations et les conclusions de mon rapport, qui est parfaitement inconnu, vu qu'il n'est pas sorti des carlbns de la préfecture. Je suis heureux cependant que, dans cette question de pathologie comparée, nous nous soyons rencontrés sur un même terrain.

Dans les intéressantes communications qu'il a bien voulu m'adresser, M. Rougieux constate d'abord que, dans les diverses contrées du département où le crétinisme est endémique, on rencontre un grand nombre de chevaux atteints de cataractes, de cécité, par suite d'ophthalmie périodique. Après avoir passé en revue certaines causes spéciales provenant de l'hérédité et de la nature des pâturages, l'auteur ajoute : « En Lorraine, la plupart des écuries sont encore de vieilles constructions fort peu appropriées aux exigences de nos chevaux d'aujourd'hui, dont on a cherché par des croisements à augmenter la taille et la stature pour mieux les approprier aux besoins d'un nouveau système de culture. Les chevaux de nos pères, plus petits, vivaient de la vie pastorale durant sept mois de l'année ; ils s'accommodaient tant bien que mal des abris qui leur étaient destinés pour y passer la saison d'hiver. Ces mêmes écuries, qui subsistent encore en grande partie, sont basses, étroites, trop peu spacieuses pour le nombre de chevaux qu'on y renferme, qu'on y entasse ; elles sont souvent au-dessous du niveau du sol, n'offrent aucun écoulement aux urines ; on y laisse le fumier s'y accumuler pendant huit à quinze jours ; il fermente, se putréfie, produit un dégagement de gaz infects ; elles ont une ou deux fenêtres par où pénètrent un peu d'air et quelque peu de lumière (1). Comment le cheval pourrait-il supporter une stabulation forcée dans un milieu très restreint, où il ne trouve ni air, ni lumière, ni le repos nécessaire pour la réparation de ses forces épuisées par le travail ?

» Que l'on place maintenant dans ces lieux infects des chevaux qui présentent tous les caractères propres à une bonne vue ; que leurs aliments soient privés, comme ils le sont dans les années pluvieuses, de principes roborants, on ne sera pas étonné de voir les chevaux contracter l'ophthalmie périodique. »

Mais cette affection n'est pas isolée. Les résultats d'une mauvaise nourriture et d'une stabulation dans des écuries basses, étroites, malpropres, atteignent profondément la constitution de ces animaux, et que remarque-t-on encore chez eux, d'après le savant vétérinaire que je cite ? « Une tête volumineuse, les sail- » lies osseuses peu prononcées, les yeux petits, une sensibilité » diminuée ou exagérée de la rétine, accusée par l'ouverture » plus ou moins grande de la pupille ; les paupières et les lèvres » épaisses ; il y a empâtement des chairs ; la poitrine est étroite, » le ventre tombant, les crins durs et grossiers. Ces animaux » ont peu de vigueur ; ils se signalent par l'apathie des mouve- » ments et par le caractère propre au tempérament lympha- » tique. »

---

(1) Telles sont absolument les conditions de la plupart des habitations où se développe le crétinisme.

Le même médecin entre ensuite dans d'intéressants détails à propos du goître chez les chevaux et les chiens ; mais je craindrais de donner à cette lettre trop d'extension. Je ne puis cependant m'empêcher de signaler le passage suivant à propos du goître chez les chiens : « Cette affection tient à un élément général » qui modifie tellement leur constitution, que ces animaux, ob- » servés par M. Rougieux à Vic, Dieuze, Rosières, sont remar- » quables par une tête et un cou volumineux. Leurs pattes sont » tordues ; leurs mouvements sont lents, manquent de précision » et souvent sont nuls. Leur jappement est remplacé par une » sorte de mussitation ; leur physionomie a un air d'hébétude. » Ils ne s'attachent pas à leurs maîtres ; les fonctions animales » conservent seules de l'activité. Ce sont, dans l'espèce, de vé- » ritables idiots, de purs crétins ; aussi les détruit-on en raison » de leur laideur et de leur inutilité. »

Je ne veux pas pousser plus loin les analogies ; mon intention n'est pas de faire de la psychologie comparée ; je ne veux seule- ment établir qu'un rapprochement à propos de l'influence iden- tique de ces causes précitées sur les fonctions physiologiques de l'homme et des animaux. Encore une fois, pour me résumer, j'admets une cause essentielle, primaire, tenant à la constitution minéralogique du sol ; mais je crois que, dans les pays où cette cause existe, il y a une foule de causes secondaires qui activent cette fatale prédisposition.

Je crois, dans toute la sincérité de mes convictions, que cette cause première peut être combattue dans ses conséquences par les moyens de l'ordre physique et de l'ordre moral.

Je range parmi les moyens prophylactiques physiques les plus efficaces, l'habitation saine, spacieuse, aérée, et la bonne qualité des eaux et des aliments.

Je compte parmi les moyens prophylactiques moraux les plus efficaces la bonne éducation, qui a pour but, non seulement le développement de l'intelligence, mais le développement des sen- timents affectifs et religieux. Je tiens à l'organisation de bonnes écoles qui répondent à des exigences plus impérieuses dans les pays crétinisés que dans les autres.

C'est le but que cherche à atteindre M. le curé de Rosières en fondant son institution pour les enfants prédisposés au crétinisme. Puisse-t-il être secondé par l'autorité locale !

M. le curé a observé que des enfants arrivés à un certain âge et doués d'une bonne organisation physique, se signalant en outre par des aptitudes qui ne sont pas au-dessous de l'échelle moyenne, s'arrêtaient à un certain âge, devenaient lourds et pesants, et tombaient dans cette dégénérescence hideuse.

Il espère, et cette espérance ne contredit en rien les saines notions de la science, qu'il y a un moyen, en plaçant ces enfants dans un milieu convenable, d'arrêter les ravages du mal auquel, en l'absence de cette prophylaxie, ils seraient inévitablement voués.

Je sais encore que le côté scientifique de cette question est très vaste ; que les mêmes causes n'agissent pas toujours dans le sens des mêmes résultats, toujours et partout ; que, dans notre contrée même, tous les crétins ne se distinguent pas uniformément par la petitesse de la taille et ce *facies typique* si connu par les dessins qui en ont été faits (1) ; mais, encore une fois,

_____

(1) C'est ainsi qu'à Dieuze, à côté de certains crétins rabougris, on rencontre des individus dont la haute stature, la figure allongée et osseuse, le peu de longueur du thorax et la grandeur démesurée des membres inférieurs, font un singulier contraste avec la lenteur dans les mouvements locomoteurs, l'apathie générale et le peu de développement de l'intelligence. Nous verrons aussi dans une deuxième lettre que dans d'autres contrées, les dégénérescences de l'espèce ne se signalent pas toutes par la même *production typique*. Il y a une différence entre les crétins du Valais et ceux des Pyrénées, entre ces derniers et ceux que l'on rencontre dans des pays sur les bords du Danube. Nous aurons à parler des transformations que l'on a observées chez les habitants des localités que l'on a cherché à décrétiniser. Nous chercherons enfin à établir que, dans l'intérêt de nos études, il faut séparer, plus qu'on ne l'a fait jusqu'à présent, l'étiologie du goître de celle du crétinisme.

dans l'impossibilité où je suis d'aborder tous ces points dans une seule lettre, j'ai voulu m'en tenir à faire ressortir la possibilité d'améliorer les conditions physiques et les conditions morales des individus prédisposés au crétinisme, et d'arriver même à éteindre ce mal. La chose est difficile ; mais, comme je le disais dans mes études cliniques sur l'aliénation, il est nécessaire, pour arriver à ce but capital, de réunir le concours des médecins, des maîtres de la jeunesse, des parents, des moralistes, des administrations générales et spéciales ; il faut, en un mot, que tous ceux auxquels est dévolue la belle et difficile mission de l'amélioration intellectuelle, physique et morale de notre espèce, joignent leurs efforts aux nôtres pour arriver aux mêmes résultats.

J'ai l'honneur d'être, Monseigneur, etc.

MOREL,
Médecin en chef de l'asile de Maréville (Meurthe).

Chambéry, le 28 mars 1854.

MONSIEUR,

Après avoir lu avec attention votre lettre du 5 de ce mois, il me semble qu'au fond nous sommes parfaitement d'accord. Vous admettez *qu'il faut chercher la vraie cause du goître et du crétinisme dans la constitution minéralogique du sol, que les conditions hygiéniques ou météorologiques n'en sont que les causes secondaires;* or, c'est là tout ce que mon opinion a de particulier. Ceux qui ne l'adoptent pas nient l'influence de la constitution minéralogique du sol; ils ne reconnaissent pas d'autres causes que les conditions hygiéniques ou météorologiques. MM. Grange et Chatin admettent, comme nous, l'influence du sol; mais ils vont ensuite plus loin; ils nomment la substance qu'ils regardent comme la première cause de ces deux maladies : M. Grange les attribue à l'action de la magnésie, et M. Chatin à l'absence de l'iode.

Il est vrai, qu'à mon avis, le moyen prophylactique le plus sûr, c'est de quitter les pays infectés; mais il est évident que ce moyen est presque toujours impraticable, et qu'il est même plus prudent de ne pas en parler, pour ne pas affliger inutilement une population qui n'est déjà que trop à plaindre. Néanmoins si dans un cas extraordinaire ce moyen est possible, on peut certainement le regarder comme le plus efficace; car ces tristes affections ne sont pas héréditaires : si une famille émigre, la

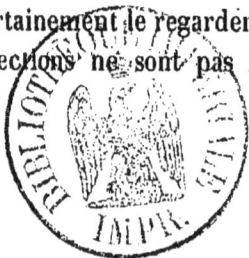

2

génération malade gagnera probablement peu au changement
de pays; mais la seconde ou la troisième en sera entièrement
préservée, supposé, bien entendu, que la famille se soit fixée
dans un pays sain. En cas d'immigration, au contraire, on a
souvent vu qu'une famille qui n'avait eu que des enfants sains
avant son arrivée, n'a plus eu depuis lors que des crétins ou
des crétineux; vous en avez cité vous-même un exemple remarquable.

Quant aux mesures à prendre pour combattre les causes
secondaires, je ne suis pas aussi éloigné de votre opinion que
vous paraissez le supposer. J'attribue beaucoup à leur influence; je suis d'avis qu'il faut employer tous les moyens possibles pour améliorer les conditions hygiéniques. Tous les auteurs
qui ont traité la question du goître et du crétinisme paraissent
unanimes sur ce point; et cependant il faut le reconnaître, il
n'y a presque rien de fait; la forme des habitations, le boise-
ment autour des villages, l'humidité, la malpropreté sont à
peu près partout aujourd'hui ce qu'ils étaient il y a un siècle;
et probablement on ne fera rien jusqu'à ce qu'un gouvernement paternel prenne sur lui de faire des essais à ses
frais.

M. Grange et M. Chatin ont conseillé l'usage du sel ioduré;
sans doute le succès n'en est pas certain; néanmoins l'essai
doit en être recommandé. L'iode paraît utile, non seulement
comme remède, mais encore comme préservatif. Il y a dans
une commune de ce diocèse deux sources dont l'une passe pour
donner le goître et l'autre pour en préserver et pour en guérir.
C'est une opinion populaire dans le pays que l'eau de cette
dernière source tarit le lait aux vaches, ce qui prouve qu'elle
agit sur les glandes; et en effet, l'analyse a fait connaître depuis
quelque temps qu'elle est très ioduée; mais il n'y a aussi que
le gouvernement qui puisse entreprendre un essai de ce genre;
il faudrait pour cela faire ioduer du sel dans les proportions
convenables sous la direction d'un bon médecin et le faire

vendre au-dessous du prix ordinaire dans les communes les plus affligées.

Je continue de croire aussi qu'il serait utile d'établir des citernes dans les endroits où l'on peut le faire ; c'est le moyen de se procurer une eau distillée à l'abri à peu près de l'influence du sol. Il y a dans ce diocèse un village de vingt maisons bâties sur une colline d'argile ; de ces vingt familles, deux ont une citerne et n'ont point de goître ; les autres sont abreuvées par une source qui sort de l'argile et en sont toutes gravement affligées. Je ne sais pas quel avantage on peut espérer de l'usage des filtres ; mais en cela aussi il est fort à désirer qu'on varie les expériences : en mêlant au charbon et au gravier au travers desquels on fait passer l'eau pour la purifier, de la limaille de fer ou d'autres réactifs inoffensifs, on parviendrait peut-être à enlever à l'eau le principe nuisible qu'elle a pris en dissolution dans la constitution minéralogique du sol. Je conviens donc entièrement avec vous qu'il faut, autant qu'il est possible, multiplier les essais qui peuvent améliorer les conditions hygiéniques ou nous donner l'espérance d'atteindre tôt ou tard la cause directe ; mais je conserve aussi la persuasion que si la prophylaxie ne s'occupait que des causes secondaires, elle parviendrait certainement à diminuer, et peut-être à diminuer beaucoup les cas de goître et de crétinisme, mais jamais à en préserver entièrement les pays qui y sont sujets par leur constitution géologique.

J'ai l'honneur d'être, etc.,

† ALEXIS BILLIET,
Archevêque de Chambéry (Savoie).

Maréville, 8 avril 1854.

MONSEIGNEUR,

Je suis heureux de voir que nous sommes bien près de nous
entendre et j'espère même que les conclusions de ma deuxième
lettre vont nous réunir complétement sur le terrain des applications pratiques, et peut-être même sur celui des éléments
théoriques. J'ai lu avec beaucoup d'attention et de profit la
brochure que vous m'avez envoyée (1); je me suis, en outre,
depuis que j'ai eu l'honneur de vous écrire, retrempé dans
l'étude de l'étiologie du goître et du crétinisme, et cela grâce à
une circonstance particulière. Cette circonstance est due à la
présence de M. le docteur Guggenbühl, qui est venu visiter
Maréville. Notre conversation n'a pas varié, comme Votre Grandeur peut facilement le supposer. L'histoire et le traitement
du crétinisme en ont fait les principaux frais. Nous avons visité
Rosières; j'ai lu de mon côté avec un grand intérêt le dernier
ouvrage du médecin de l'Abendberg (2) et ma lettre actuelle se

(1) *Observations sur le recensement des personnes atteintes de goître
et de crétinisme dans les diocèses de Chambéry et de Maurienne,* par
monseigneur Alexis Billiet, archevêque de Chambéry. Février 1847.

(2) *Die Heilung und Verhütung des Cretinismus und ihre neusten Fors-
chritte (De la guérison et de la prophylaxie du crétinisme, et des progrès
accomplis dans ces derniers temps),* Berne, 1853, grand in-8 de 120 p.
Dans cet intéressant travail, l'auteur passe en revue tous les progrès qui
ont été naguère réalisés dans diverses contrées de l'Europe; il fait en-
trevoir tout ce qu'il y a à faire, et les succès qu'il a lui-même obtenus
sont de nature à encourager les efforts de tous. Nous nous ferons un
devoir de faire connaître cet ouvrage dans la presse médicale française.

ressentira nécessairement de cette nouvelle impulsion donnée à mes souvenirs anciens, à propos de la question qui nous occupe.

Je n'ai pas la prétention, Monseigneur, de vous apprendre des faits nouveaux, mais comme cette lettre est destinée à une certaine publicité, je tiens à vulgariser autant que possible les idées qui se rattachent à l'étude des causes et du traitement du goître et du crétinisme. Je le fais avec d'autant plus de confiance que cette même lettre, insérée dans un recueil aussi sérieux que les *Annales médico-psychologiques*, sera pour ainsi dire publiée sous vos auspices, et que tous les amis de la science et de l'humanité verront avec bonheur un prince de l'Église s'occuper d'une question qui touche aux plus graves intérêts de la médecine, de l'hygiène publique et particulièrement de l'hygiène morale. Je ne demande dans ce moment que la liberté de me laisser aller à toutes les digressions du style épistolaire. Je ne fais pas un ouvrage didactique et je n'ai encore une fois d'autre but, après tout ce qui a été écrit par tant d'hommes éminents sur le même sujet, que de remuer le plus d'idées possibles et de démontrer que cette question du crétinisme, malgré son cachet de spécialité, est du domaine de tous ceux qui ont à cœur de voir s'accomplir l'amélioration intellectuelle, physique et morale de notre espèce. Je veux faire ressortir encore que si l'état de la science nous empêche de rapporter toujours les effets à leurs causes légitimes, nous en savons assez cependant pour inaugurer d'une manière plus active l'ère des améliorations générales.

§ I.

Dans les tableaux de recensement que vous établissez à propos du nombre des goîtreux et des crétins qui se trouvent dans les diocèses de Chambéry et de Maurienne, vous séparez avec soin et justement les goîtreux des crétins, quoique, par suite d'une coïncidence qui semblerait révéler une communauté d'origine dans un grand nombre de circonstances, le goître et

le crétinisme envahissent parfois les mêmes localités. Toutefois,
bien que je pense qu'il soit indispensable d'étudier ces deux
affections séparément, nous sommes inévitablement entraînés à
réunir, sous le foyer d'une observation commune, certains éléments étiologiques qui semblent également concourir à la production du goître et à celle du crétinisme. Je ne citerai parmi
les principaux que la configuration du sol, la nature des eaux
potables et les habitations insalubres.

Hâtons-nous d'ajouter, pour le moment, que le goître semble
moins se rattacher peut-être que le crétinisme à cette cause
essentielle qui tient d'une manière si intime à la constitution
minéralogique du sol, au point que cette cause nous paraît
amener, ainsi que nous chercherons à le démontrer tout à
l'heure, une véritable intoxication qui agit sur le système nerveux à la manière des miasmes paludéens, et produit dans ce
cas spécial une lésion radicale dans les fonctions nutritives. Le
goître est de sa nature plus sporadique et il peut paraître et disparaître avec des influences qui n'ont qu'une action momentanée
et qui semblent agir en dehors de la cause essentielle du crétinisme, tels que seraient par exemple les brusques revirements
dans les conditions atmosphériques, l'usage exclusif d'eaux
chargées de principes hétérogènes, sans compter certaines pro-
fessions spéciales capables d'amener cette infirmité (1); mais je
n'ai pas à m'occuper ici du goître et de ses différentes variétés
au point de vue pathologique, et pour en revenir à l'idée du

---

(1) M le docteur Ancelon, de Dieuze, reconnaît trois sortes de goîtres,
qui répondent à trois ordres de modifications pathogéniques différents:

1° Le goître causé par les cris, les efforts des accouchements laborieux
et multipliés, et par l'habitude de porter des fardeaux sur la tête ou ap-
pendus aux épaules.

2° Le goître des tisserands, que l'on peut attribuer à leur genre de
travail et aux émanations du chanvre roui.

3° Enfin, le goître, qui complique le crétinisme endémique et ne se
borne pas au développement de la seule glande thyroïde.

développement pour ainsi dire spontané du goître, je dirai qu'un des plus respectables praticiens de la Lorraine, M. le docteur Simonin père, m'a communiqué le fait intéressant d'une épidémie qui affecta, avant notre première révolution, le régiment du roi en garnison à Nancy ; épidémie qui consista dans le développement anormal de la glande thyroïdienne et dont les soldats, à l'exception des officiers, furent atteints. Vous-même, Monseigneur, citez un cas remarquable de ce genre dans votre Mémoire. Des faits nombreux nous attestent qu'il a suffi à des individus d'être venus momentanément passer quelque temps dans un pays où le goître était endémique, pour contracter cette infirmité.

Le célèbre Fodéré cite un cas qui lui était personnel ; il contracta à l'âge de quinze ans un goître dont il eut peine à se débarrasser, et la même chose arriva à notre célèbre médecin aliéniste Leuret. Je tiens le fait de M. Leuret lui-même. Il était venu passer quelques semaines de vacances dans sa famille qui habitait le village de Laxou, aux portes de l'asile de Maréville, et il s'en retourna avec un développement de la glande thyroïdienne qui lui donna beaucoup d'inquiétudes, et dont il ne parvint à se délivrer que par un séjour prolongé à Paris. Dans beaucoup de circonstances l'indication curative par excellence, lorsqu'un individu se trouve pour ainsi dire subitement atteint du goître ou menacé de crétinisme, est le changement immédiat de milieu ; c'est ce qui se pratique du reste depuis longtemps déjà en Suisse, ainsi que nous le verrons à propos des indications curatives; mais je ne veux pas anticiper, et je vous demanderai, Monseigneur, la permission de faire un petit voyage d'exploration à travers certains pays exposés à ces influences épidémiques; et comme, d'un autre côté, tout chemin mène à la vérité, ce sera peut-être pour nous une occasion de mieux rattacher les faits à leur véritable origine et de causer moins d'ennui au lecteur qui voudra bien nous suivre dans ces pérégrinations.

§ II.

Le village de Laxou, dont je viens de parler, est à un demi-kilomètre de l'asile. Les terrains sur lesquels nous sommes placés sont dans la formation géologique du lias. Nous allons dans un instant établir pour notre département les rapports du goître et du crétinisme, avec les différentes constitutions géologiques qui s'y rencontrent. Ces mêmes terrains contiennent en outre du minerai de fer, et l'on comprend que la nature des eaux varie selon les terrains qu'elles traversent et selon la profondeur d'où elles jaillissent.

Un de nos chimistes les plus distingués, M. Braconnot, de l'Institut de France, a procédé il y a une dizaine d'années à l'analyse des eaux de Nancy. Ces eaux proviennent de quatre localités différentes, Laxou, Boudonville, la Malgrange et le Montet. Je crois devoir faire précéder le résultat de ces analyses, des réflexions de l'honorable M. Braconnot, réflexions que je partage entièrement avec lui, la suite de cette lettre devant démontrer l'importance extrême que j'attache à la bonne qualité des eaux.

« L'eau, dit M. Braconnot, présente un si grand nombre
» d'applications importantes dans les arts industriels, la géologie,
» l'économie domestique et l'hygiène publique, qu'on a lieu
» d'être surpris que son histoire soit encore si peu connue
» dans beaucoup de localités, sous le rapport des proportions
» diverses de matières qu'elle renferme en dissolution. C'est
» pour avoir négligé l'étude et l'influence de ces matières qu'on
» s'est trouvé quelquefois exposé à des mécomptes dans quel-
» ques genres de fabrication, et, pour ne parler que de l'art de
» la teinture, on n'ignore pas que telle couleur réussit mieux
» dans un pays que dans un autre où l'on emploie cependant les
» mêmes procédés. C'est pour avoir méconnu les proportions de
» l'eau de Boudonville, qu'on a cru pouvoir s'en servir pour

» l'établissement d'un château d'eau sur la place de Grève,
» tandis que mieux connue, elle aurait certainement reçu une
» autre destination, puisqu'elle menace d'oblitérer par incrus-
» tation les canaux qui la conduisent dans les fontaines de la
» ville.

» L'administration municipale étant bien persuadée de l'in-
» fluence des eaux sous les rapports hygiéniques et industriels,
» M. le maire de Nancy m'a invité à soumettre les principales
» sources de cette ville à l'analyse chimique. Je me suis livré à
» ce travail avec d'autant plus d'empressement que je le crois
» utile à mes concitoyens, puisqu'on doit désirer que les eaux
» dont les hommes et les animaux font leur boisson habituelle,
» soient exactement connues dans leur composition. C'est une
» étude qu'Hippocrate recommandait par-dessus toute autre
» aux médecins de son temps (1). »

L'analyse des eaux qui alimentent Nancy, ville où le goître
était commun autrefois et où il est très rare aujourd'hui, a
donné des proportions prédominantes de carbonate de chaux,
des traces de chlorure de calcium, de potassium, de nitrate
d'ammoniaque, de sulfate de chaux, de silice, de magnésie et de
matière inorganique (2). Y aurait-il dans ces eaux absence
d'iode? C'est ce que je ne puis savoir, les investigations de
M. Braconnot ne s'étant pas dirigées vers la découverte de
cette substance. Quoi qu'il en soit, je ne veux faire ressortir

---

(1) Pour confirmer les idées du savant chimiste à propos de certaines
applications industrielles, je rapporterai un fait dont je puis certifier
l'exactitude. A Dieuze, dont les eaux sont dures et séléniteuses, on
n'est jamais parvenu à faire de la bière potable. Des brasseurs de Strasbourg, dont on connaît la réputation, s'y sont établis et n'ont pas mieux
réussi. Désireux de savoir à quoi précisément tenait leur insuccès,
ils ont fait venir de Strasbourg de l'eau en quantité suffisante pour
tenter un essai qui a parfaitement réussi et leur a donné une bière
identiquement semblable à celle de la capitale du Bas-Rhin.

(2) La présence de l'ammoniaque, dit M. Braconnot, avait déjà été

pour le moment qu'un fait : c'est que le goître, commun dans certaines localités de ce pays, en a presque complétement disparu, la qualité des eaux étant demeurée la même. Nous ferons ressortir dans un moment les causes de cette amélioration.

Autre exemple encore : La commune d'Amance, à 15 kilomètres de Nancy, est une ancienne ville forte des domaines des ducs de Lorraine, située sur le sommet d'une colline qui a 3 à 400 mètres d'élévation. M. le docteur Grandjean de Nancy, originaire de cette commune, m'affirme y avoir vu autrefois un assez grand nombre de goîtres dont quelques-uns très volumineux, et il se rappelle parfaitement avoir connu dans la même localité une fille affectée de crétinisme complet. Or, voici maintenant ce que m'écrit M. l'abbé André, curé de la commune d'Amance. « Je ne connais plus dans ma paroisse, dont je suis » curé depuis vingt-cinq ans, que deux ou trois femmes qui » aient un goître; c'est vous dire, en d'autres termes, que cette » infirmité est à peu près complétement disparue. On ne trouve » peut-être pas de commune où cette difformité soit plus rare. » Je n'en dirai pas autant des hernies (1). Quant au crétinisme, » j'ai enterré il y a déjà longtemps deux sujets du sexe féminin » dont l'un était crétin dans toute l'acception du mot, et l'autre » n'en ayant que quelques symptômes... Les eaux passent géné- » ralement pour être pures et bonnes... » Elles sont, ajoute d'un autre côté M. le docteur Grandjean, les mêmes que l'on buvait

---

signalée dans les eaux par M. Berzelius. Cet illustre savant pense qu'elle y est combinée avec de l'acide carbonique et avec un acide d'origine organique. Quoi qu'il en soit, l'existence du nitrate d'ammoniaque dans les eaux de source est un fait digne de remarque, et je ne sache pas qu'il ait été indiqué avant M. Braconnot. Toutes les autres sources de Nancy contiennent aussi le même sel.

(1) Infirmité si commune dans toutes les localités de ce pays, où règne l'endémicité crétineuse.

il y a trente ou quarante ans, mais aussi, selon la remarque
de cet honorable praticien, « les habitations sont beaucoup plus
» saines qu'autrefois et l'on s'empresse de traiter de bonne
» heure les enfants chez lesquels on remarque une disposition
» au goître. »

Reportons cette considération aux localités de ce département
dans lesquelles le goître était très commun autrefois, et nous aurons l'explication naturelle de l'heureuse modification qui s'est
introduite dans la santé des habitants. Les eaux sont restées généralement les mêmes; peu de choses malheureusement ont été
faites pour l'amélioration de cette partie si essentielle de l'hygiène publique; mais, d'un autre côté, il s'est opéré dans certaines communes infectées autrefois par le goître et même par
le crétinisme, des modifications radicales. Les habitations ont
été assainies, la nourriture est devenue meilleure, une activité
commerciale plus grande a répandu plus de bien-être, l'usage
du vin s'est généralisé davantage; et quoiqu'il arrive encore de
voir des jeunes gens ne pas se hâter de se délivrer d'un goître
dans l'espoir d'échapper à la conscription, il en est peu qui ne
consultent de bonne heure les médecins, et l'on sait combien
les préparations iodurées sont employées avec succès au début
de l'affection. Et si maintenant nous parcourons ces mêmes
localités, dans quelle partie verrons-nous le goître et même le
crétinisme choisir leur domicile de prédilection ? Ce sera précisément dans ces habitations insalubres, placées à mi-côte, et qui,
malgré leur exposition au midi, n'en reçoivent pas moins les
émanations d'un sol détrempé par les eaux pluviales et ménagères, et dont les habitants n'en sont pas moins exposés à
l'humidité permanente qui s'échappe de la côte à laquelle, par
économie de bâtisse, ils ont accolé leur habitation. Ce fait se
produira, d'après M. le docteur Caillat, dans des conditions où
les couches d'air sont soustraites à l'action des vents et à l'influence suffisamment prolongée des rayons solaires. Nous reviendrons sur les opinions de ce médecin qui a étudié d'une

manière spéciale les maladies endémiques qui sévissent dans les provinces danubiennes.

Mille et mille faits d'observation m'ont démontré, comme je l'ai exposé dans ma première lettre, combien l'humidité, l'absence de l'air et de la lumière, si l'on ne pouvait les considérer comme des causes essentielles de goître et de crétinisme, n'en activaient pas moins les principes qui constituent l'affection dans son essence, et hâtaient son évolution. Ce fait m'a surtout frappé à Moyen-Vic, où une rue tout entière, appelée rue des *Hergas* (dans le patois du pays, rue des Sourds), est composée d'habitations humides et sombres qui non seulement sont au-dessous du niveau du sol de la rue, mais qui, dans leur partie postérieure, viennent aboutir à des talus qui les surplombent, ou bien à des cloaques où toutes les immondices s'accumulent, et dans les grandes pluies refluent jusque dans l'intérieur des maisons. Cette rue est non seulement peuplée d'êtres rachitiques et de scrofuleux, mais encore d'individus affectés de surdi-mutité, de goître et de crétinisme (1). A ces faits déplorables qui existent dans les pays où rien ou presque rien n'a été fait

---

(1) J'extrais du rapport de la commission nommée par M. le préfet de la Meurthe pour l'étude des causes du goître et du crétinisme dans ce département, le passage suivant, qui se rapporte à Moyen-Vic, commune de 900 habitants, et qui tend incessamment à se dépeupler.

« Dans un premier tableau, M. le curé signale au moins vingt-huit sourds-muets. Telle famille a deux enfants, une autre trois, complétement imbéciles et sourds. M. le curé dit ensuite : Aux soixante personnes goîtreuses, idiotes, imbéciles ou crétines portées sur un précédent tableaux, se rattachent, par des airs de famille plus ou moins prononcés, un grand nombre de personnes parentes des précédentes à différents degrés, ayant des infirmités diverses et possédant des *goîtres mieux portés.*

» Au nombre de ces infirmités, M. l'abbé Barthélemy signale six bossus, huit boiteux, deux aveugles, vingt autres infirmités résultant d'accidents chez des individus d'une constitution misérable, et un grand nombre de sourds. Comment nous étonnerons-nous si la tradi-

pour l'amélioration générale, joignons par anticipation le tableau consolant des améliorations réalisées dans les pays où l'autorité administrative, faisant droit aux vœux des hommes de la science, a favorisé l'application de leurs idées théoriques.

La Robertsau présentait autrefois aux portes de Strasbourg l'affreux spectacle du crétinisme endémique dans des proportions considérables. Cet état de choses est aujourd'hui complétement changé.

La génération actuelle, dit M. le professeur de Tourdes dans son rapport basé sur les renseignements donnés par les médecins cantonaux de l'arrondissement de Strasbourg, ne fournit plus de crétins. Le crétinisme et le goître ont presque totalement disparu sous l'influence des améliorations hygiéniques et des travaux de desséchement qui ont complétement modifié l'état sanitaire de la Robertsau, grâce aux soins dévoués et intelligents de M. le docteur François.

Les villages de Neuhof et de Neudorf sont bâtis sur un ter-

---

tion a conservé, dans ce village, le nom de rue des Hergas (rue des Sourds)?

» Enfin, dans une seconde liste, M. le curé signale cent quatorze goîtres chez des individus qui ne passent ni pour des idiots ni pour des simples d'esprit. C'est une proportion d'infirmes vraiment effrayante, et l'on remarque ainsi le rôle que joue l'hérédité quand on voit figurer souvent, sur la même liste, la mère et les enfants, le père et les enfants, dans d'autres circonstances les deux frères, les trois sœurs, et, dans un cas particulier, les cinq enfants d'une même famille. Nous n'avons pas, pour le moment, besoin d'en savoir davantage pour nous donner la triste certitude que nos investigations, bien dirigées, nous amèneront à des découvertes plus déplorables encore. Il ne faut pas perdre de vue que souvent les individus qui, dans ces localités malheureuses, ne figurent ni sur la liste des idiots ni sur celle des simples d'esprit, sont relativement inférieurs aux habitants des villages voisins, tant sous le rapport intellectuel que sous le rapport moral. » (Rapport à M. le préfet de la Meurthe, par les membres de la commission : MM. de Metz, conseiller, Guillemin, recteur de l'Académie, docteur Béchet, professeur à l'École secondaire de médecine, docteur Morel, de Maréville.)

rain couvert de bas-fonds vaseux, coupé en tous sens par des fossés et par des canaux, bordé par le Rhin et par l'Ill, et sujet à des inondations périodiques. Le crétinisme et le goître y étaient autrefois très communs; aujourd'hui encore le nombre des malheureux atteints de ces infirmités est assez considérable. Sur les 21 crétins on rencontre 8 hommes, 13 femmes; sur les 29 goîtreux, 7 hommes, 22 femmes; quelle que soit l'élévation actuelle de ce chiffre, depuis une vingtaine d'années il n'en a pas moins notablement diminué. Cette diminution paraît due à des travaux d'assainissement qui ont amené un abaissement dans le niveau général des eaux. D'autres circonstances y ont encore concouru. Autrefois cette population se composait de familles qui s'alliaient toujours entre elles; aujourd'hui, grâce à l'affluence des étrangers, elle est formée d'éléments très hétérogènes. Jadis on conservait les crétins au foyer domestique, maintenant on s'empresse de les faire recevoir dans les asiles de la charité. On s'oppose ainsi à la propagation du mal. On peut supposer que l'établissement de salles d'asile et d'écoles bien tenues exercera une heureuse influence sur l'avenir de ces populations.

Nous reviendrons sur ces améliorations parce que nous tenons à prouver que ces dégénérescences hideuses peuvent complétement disparaître; mais, dans l'intérêt même de la question d'étiologie, nous éviterons de nous laisser aller à un pessimisme absolu. Nous savons que si des améliorations ont été opérées, il existe des contrées tellement maltraitées sous le rapport de l'endémicité crétineuse et goîtreuse, qu'involontairement l'esprit des recherches scientifiques se dirigera toujours vers le côté étiologique et s'ingéniera à trouver la cause spéciale, *inhérente à la localité, au sol*, capable, en un mot, d'amener d'aussi déplorables effets.

Aujourd'hui, dit M. le docteur Ancelon, « malgré les progrès » de la civilisation, et les changements apportés en la vie maté- » rielle par les bienfaits de l'hygiène publique, le genre d'idiotie

» qui a imprimé son sceau à la population étiolée de Marsal est
» toujours passé en proverbe dans le pays. Moyen-Vic vient après
» Marsal, puis Vic et Dieuze. Toutes ces communes sont situées
» sur les bords et dans les marais de la Seille, vallée à peine
» dessinée, qui n'est ni sombre, ni profonde, ni entourée de hautes
» montagnes. Elles sont bâties sur des terrains fangeux, salifères,
» marais d'alluvion, immenses tourbières, qui recouvrent des
» stratifications de marnes irisées, de gypse et de sel gemme.
» Rosières-aux-Salines, qui occupe le troisième rang immé-
» diatement après Moyen-Vic, se trouve dans des conditions
» quelque peu différentes (1). Le sol sur lequel elle a été con-
» struite, composé de sable, de cailloux roulés, de quelques
» taches tourbeuses, s'étale sur les mêmes stratifications que
» celles dont j'ai parlé plus haut. La ville se trouve resserrée
» entre le canal de flottage des Vosges et un côteau qui, courant
» du sud-ouest au nord-est, ouvre à l'orient une large vallée
» dont le côté sud, paré de grands végétaux, est très peu pro-
» noncé; deux bras de la Meurthe y répandent une eau plus
» pure que l'eau bourbeuse de la Seille. » Et cependant, ajou-
terai-je, malgré ces conditions en apparence favorables, si l'on
ne rencontre pas dans cette localité d'aussi affreux crétins
qu'autrefois, le crétinisme n'y existe pas moins, quoi qu'en

---

(1) D'après M. le docteur Simonin père, Rosières-aux-Salines, qui ne
renferme que 2359 habitants, est élevée de 217 mètres au-dessus du
niveau de l'océan. Distante de Nancy de 18 kilomètres sud-est, elle est
située dans une plaine, entre la rive gauche de la Meurthe et un côteau
étendu planté de vignes. Ce coteau est formé par *des marnes irisées* re-
couvertes par un grès auquel M. Guibal conserve le nom de *lias sansdtein*,
ou grès inférieur au *lias*, quoiqu'il le regarde comme appartenant au
keuper, puisque le lias ne le couvre pas. Le sol sur lequel repose la ville
est constitué, comme le prouve un sondage récent, par une certaine
épaisseur de terre végétale, une couche de pierre à plâtre très dure
(sulfate de chaux), d'une épaisseur de 42 mètres, et de couches de sel
gemme, séparées par de l'argile salifère. (Simonin, extrait d'un ouvrage
inédit.)

disent ceux que l'idée seule d'un progrès à accomplir inquiète et effraie.

Je ne serai pas pessimiste, ai-je dit, et j'explique en peu de mots ma manière de voir. Toutes les fois que j'ai exploré un pays qui avait la réputation de renfermer des goîtreux et surtout des crétins, j'ai été accueilli avec un sourire d'incrédulité. On m'affirmait que les crétins étaient considérablement diminués, qu'il n'y en avait pour ainsi dire plus; que pour retrouver des types bien frappants il fallait s'arrêter à l'examen des adultes de quarante ou de cinquante ans. Cela est vrai jusqu'à un certain point, et ceux qui ne désespèrent pas des progrès de l'humanité puiseront dans cet état de choses des motifs d'encouragement et de consolation. J'ai constaté cette amélioration et M. le professeur Troxler m'avait déjà affirmé à Berne, lorsque je le vis en 1845, que je ne retrouverais plus en Suisse ces types hideux d'autrefois. J'ai fait la même remarque à Rosières-aux-Salines, à Vic, Moyen-Vic, Marsal et Dieuze, et dans différentes vallées des montagnes des Vosges; mais est-il vrai de dire pour cela que l'endémicité, la diathèse crétineuse, si vous voulez me permettre de me servir de ce mot, soit disparue? Je ne le pense malheureusement pas. Les types ne sont pas aussi hideux, il est vrai, mais ils n'en sont pas moins l'expression d'une dégénérescence spéciale. Ils nous représentent cet arrêt de développement du système nerveux dans ses rapports avec l'affaiblissement des facultés; ils se traduisent au dehors par ce cachet spécial qui nous fait dire irrésistiblement : ici règne une cause endémique. Nous y rencontrons, toutes proportions gardées, un plus grand nombre d'idiots et d'imbéciles que partout ailleurs. Nous y voyons en plus grande quantité ces affections générales qui, sous les noms de rachitisme, de scrofule, réveillent immédiatement dans notre pensée l'idée des lésions de nutrition et d'innervation. Nous observons dans ces mêmes pays infiniment plus d'infirmes, je ne parle pas seulement des goîtreux, mais d'individus sourds-muets, boiteux, contrefaits, porteurs de hernies énormes et terminant leur existence dans une cachexie qui se traduit au dehors sous la forme d'infiltration séreuse et d'anasarque. Et si enfin nous examinons l'état des facultés intellectuelles dans leur généralité, nous ne pouvons méconnaître dans les habitudes, dans la manière de concevoir, dans la simple expression des gestes et de l'*habitus* extérieur des indigènes des pays crétinisés, quelque chose de plus pesant, de plus *maladif* en un mot, que partout ailleurs.

Enfin (et pardonnez-moi de revenir sur des questions aussi élémentaires, j'en ai besoin pour le but que je poursuis), tous les pays du monde nous fourniront des goîtreux. Nous trouverons même le crétinisme à l'état sporadique sur les points les plus divers du globe. L'idiotie, l'imbécillité, qu'il faut bien distinguer du crétinisme pour le pronostic et le traitement, se rencontreront partout et tiennent à des causes multiples; mais encore une fois, là où règne cette cause mystérieuse du crétinisme que nous recherchons avec tant d'ardeur, nous voyons un développement plus actif, une généralisation plus puissante de faits pathologiques que nous n'observons ailleurs qu'accidentellement, dans des proportions infiniment moins considérables et sous des formes typiques qui sont bien loin de représenter, comme le crétinisme, le dernier degré de la dégénérescence de l'espèce. C'est donc à dire, qu'étant données certaines causes secondaires qui amènent un état pathologique déterminé, ces causes agiront avec une intensité d'autant plus grande que l'individu est soumis à *la double et puissante influence des causes internes et des causes externes essentielles et primitives.*

J'appelle *causes internes essentielles et primitives*, celles que l'individu apporte en naissant par voie héréditaire, et qui le rendent plus apte que tout autre individu à contracter une maladie qui par elle-même ne reconnaît pas de causes absolues. Cela se voit, par exemple, dans la production de la folie, qui ne reconnaît pas non plus de cause absolue dans la rigueur du mot, si l'individu n'a pas en lui certaines prédispositions orga-

niques qui le rendent apte à se laisser influencer par cette
même cause (1).

J'appelle *causes externes essentielles*, celles qui tiennent à la
constitution minéralogique du sol et qui agissent sur l'individu,
soit par l'air qu'il respire (à la façon des miasmes), soit par la
mauvaise qualité de l'eau qu'il boit, ou, si vous voulez même,
des aliments qu'il assimile à son économie. Je me rapproche
ainsi, Monseigneur, de votre manière de juger la question et je
ne puis m'empêcher de voir, dans l'action de ces causes externes
essentielles, une véritable *intoxication du système nerveux*,
ainsi que je vais chercher à le prouver dans un instant.

Achevons d'établir les bases de la théorie. Un individu existe
dans un pays crétinisé. Il est par là même déjà soumis à la
cause essentielle externe, celle qui tient à la *constitution minéralogique du sol amenant l'intoxication du système nerveux*,
mais il ne sera pas pour cela inévitablement atteint. Mais sup-
posons maintenant qu'il soit sous l'influence d'une cause *essentielle interne primitive*, telle que serait l'aptitude héréditaire
maladive à contracter l'affection, oh, alors! la position deviendra
éminemment critique. Car de deux choses l'une : ou l'individu
trouvera des éléments de préservation dans le monde extérieur,
ou il n'en trouvera pas.

Dans le premier cas, on peut affirmer qu'il sera inévitablement soumis à une dégénérescence de l'espèce ; je ne dis pas
laquelle (permettez-moi pour un moment de sortir de la question spéciale). Dans le deuxième cas, on peut espérer qu'il sera
préservé ou qu'il s'arrêtera à un des degrés de cette échelle

---

(1) Il n'est aucune cause en aliénation mentale qui puisse être qua-
lifiée de cause absolue. Nous citons les chagrins, la misère, les suites de
couches, l'insolation, etc., etc., qui agissent, on le comprend facilement,
dans le sens des prédispositions individuelles, puisque ces mêmes causes,
à titre égal d'intensité, sont loin de produire les mêmes effets chez tous
eeux qui sont soumis à leur action.

descendante qui sépare l'homme doué de la santé du corps et de l'esprit (*mens sana in corpore sano*) de l'homme que nous ne pouvons déjà plus considérer comme un être complet. Et pourquoi? Par la raison qu'une lésion plus ou moins radicale du système nerveux ne permet plus aux facultés intellectuelles et affectives de s'exercer dans la plénitude de leur action (*mens non sana, in corpore debili aut œgrotante*).

Quels sont les éléments de préservation du monde extérieur? Ce sont tous ceux qui constituent cette réunion heureuse de forces que la Providence a remises entre nos mains, qui forment ce trésor inaliénable qu'une génération transmet à une autre, comme un progrès ou une condition de progrès, et que nous désignons sous le nom d'hygiène intellectuelle, physique et morale. Si ce progrès ou cette condition de progrès n'existe pas, ce n'est pas seulement l'individu qui dégénérera, mais telle ou telle grande fraction de l'humanité vivant en dehors de ce progrès. Ceci nous explique l'abâtardissement de tel ou tel peuple et même sa disparition complète; mais revenons à la question.

Si l'individu soumis aux causes essentielles citées plus haut se développe, en outre, dans des conditions mauvaises; s'il n'a pas la nourriture suffisante ou propre à sa constitution physique; si le logement qu'il occupe est malsain ou insalubre; s'il se livre de bonne heure aux vices qui flétrissent l'humanité; si l'enseignement intellectuel, moral et religieux ne vient pas féconder l'organisme et produire un être nouveau, alors, encore une fois, la position est critique, déplorable, désastreuse, et au lieu de l'homme formé à l'image de Dieu, nous n'avons plus qu'un être dégénéré, portant dans l'expression de ses traits, dans la manifestation de ses actes, le cachet de sa réprobation primitive et de sa dégénérescence secondaire.

Cet être dégénéré, nous l'appelons dans ce moment un crétin, sans savoir d'où vient ce nom, quelle est son origine..... un crétin; mais on comprend facilement que le crétinisme n'est qu'un point dans l'histoire des dégénérescences de l'espèce.

Si l'homme en général puise dans la configuration du sol, dans l'influence de son climat, dans son hygiène, son éducation, etc...., des éléments qui constituent des races, sans détruire toutefois la loi primitive de l'unité de la création, à plus forte raison, les conditions dont nous parlons sont-elles de nature à constituer des maladies, et même des types maladifs divers.

Ce type maladif, que nous désignons sous le nom de crétinisme dans les vallées des Alpes, des Pyrénées, sur les bords du Rhin et du Danube, dans les humbles vallons de la Meurthe, aussi bien que dans les Carpathes, ce type existe aussi partout, sinon dans sa forme extérieure, du moins dans sa forme essentielle.

Il recevra différentes désignations, mais l'individu affecté n'en sera pas moins (appelez-le comme vous voudrez, crétin, idiot, cagot) n'en sera pas moins, dis-je, un être dégénéré, puisant dans les causes essentielles primitives et dans l'action des causes secondaires, les éléments de sa dégénérescence.

Et si nous rattachant avec trop d'insistance peut-être au type que nous avons sous les yeux, nous disions : Non, ce ne sont pas les logements insalubres, la misère, les privations, l'humidité, l'absence de l'air et de la lumière, l'immoralité, l'ivrognerie, la nature des eaux potables, qui amènent le crétinisme, puisque ces causes existent partout et ne reproduisent pas de crétins, eh bien ! je crois que nous raisonnerions d'une manière trop absolue, et que nous serions en danger (j'insiste sur ce point) de détruire à leur source les véritables éléments de la régénération de l'espèce.

Sans doute, l'être dégénéré de la grande ville n'aura pas le type du crétin, parce que la nature, invariable dans ses lois, ne produit pas d'êtres organiques ou inorganiques en dehors de la constitution du sol et de conditions atmosphériques déterminées, mais les causes secondaires étant les mêmes partout, il en résultera un type maladif quelconque. L'individu ne sera pas crétin parce que le moule dans lequel se coule le crétinisme n'existera que dans certaines conditions géologiques, mais il n'en résultera pas moins, entre les êtres dégénérés au physique et au moral de tous les points du globe, les liens de la plus étroite parenté pathologique (1).

Au point où j'ai amené la question, vous comprenez, Monseigneur, qu'il me faudrait l'espace de tout un livre pour suivre ces idées et les appuyer sur des faits, et j'ai à peine quelques pages à consacrer à notre sujet spécial.

J'en reviendrai donc à la question théorique en examinant rapidement les opinions des auteurs; et comme d'un autre côté, toute théorie est admissible si elle trouve sa justification dans des applications thérapeutiques qui remédient au mal, j'ai lieu d'espérer que les idées qu'il me reste à émettre ne heurteront en rien les opinions qui ont cours dans la science, et feront peut-être avancer la question à laquelle je me rattache de toutes mes forces, celle du traitement et de la prophylaxie du crétinisme.

§ III.

Dans la première lettre que vous m'avez fait l'honneur de m'adresser, Monseigneur, vous me demandez, à propos de la formation géologique du sol de Rosières, s'il ne me serait pas possible de tracer un cercle autour de cette formation et d'observer si le goître et le crétinisme ne vont pas en diminuant à mesure qu'on s'en éloigne? La réponse à cette question me ser-

---

(1) Dans l'opinion de M. le docteur Guggenbühl, l'acception du mot crétin devrait être singulièrement étendue. Cet auteur admet non seulement pour le même pays diverses catégories de crétinisme, témoin les désignations que l'on trouve dans son dernier ouvrage, de *cretinismus alpinus, campestris*, mais il désigne encore sous le nom de crétin tout individu qui se présente à l'observation avec une faiblesse intellectuelle unie à un corps contrefait par suite d'une disposition rachitique. (*Ouv. cit.*, p. 40 et suiv.)

vira d'introduction à l'analyse rapide des opinions des auteurs sur les causes du goître et du crétinisme, et je vais m'appuyer, à propos de la géologie du département que j'habite, sur l'autorité d'un de nos savants les plus distingués qui me servira de guide. C'est avec une complaisance sans pareille que M. Guibal, ancien élève de l'École polytechnique et ingénieur, a bien voulu suppléer aux études, malheureusement si incomplètes, que nous faisons comme médecins, des rapports des affections endémiques, avec la constitution géologique du sol.

D'après M. Guibal, le département de la Meurthe est un des mieux situés de la France pour l'étude de la géologie, puisqu'il offre à l'amateur six terrains bien distincts, l'*oolithe inférieure*, le *lias*, les *marnes irisées*, le *calcaire coquillier*, le *grès bigarré*, le *grès vosgien*, et qu'en s'éloignant au sud-ouest, on rencontre immédiatement les terrains de transition de Sénones et de Schirmeck, et les terrains primitifs si variés dans le département des Vosges. La chaîne des Vosges, qui s'élève à l'est de ce département et occupe les arrondissements de Saint-Dié, Remiremont, Épinal (département des Vosges) a été soulevée à l'époque où le grès vosgien couvrait le sol, ainsi que cela est prouvé par les dislocations de ce terrain sur le point où il a été percé par les terrains primitifs inférieurs qui se sont élevés au-dessus, et par les blocs énormes de grès vosgien soulevés qu'on rencontre sur quelques sommets des montagnes primitives de la chaîne.

Les autres terrains ont été successivement déposés sur le sol à des époques plus ou moins éloignées, mais le niveau des mers qui forment ces dépôts s'abaissant continuellement, chacun d'eux ne pouvait s'élever aussi haut que le précédent sur le flanc de la montagne. Ainsi, à partir des sommets granitiques des Vosges, les autres terrains forment ceinture autour de leur pied et se retrouvent à peu près aux mêmes hauteurs dans les départements de la Moselle, de la Meurthe et de la Haute-Saône, où ils se sont d'autant plus développés que les pentes

du sol étaient plus douces (1). La pente des Vosges vers l'Alsace
étant très abrupte et le sol presque horizontal du Haut et du
Bas-Rhin s'étendant jusqu'au pied de la chaîne, les différents
terrains inférieurs au grès vosgien n'occupent, dit M. Guibal,
qu'une bande très étroite où ils sont presque pêle-mêle, et leurs
séparations sont très difficiles à déterminer. Ceci m'explique les
apparentes contradictions que j'ai trouvées dans les lettres de
quelques honorables confrères auxquels j'avais écrit, pour les
prier de m'indiquer la constitution géologique du sol des locali-
lités où l'on m'avait signalé l'existence du goître et du crétinisme.

En allant du sommet des Vosges à Paris, en traversant le
département de la Meurthe, en descendant de l'ouest vers
l'est, on trouve la succession des terrains déposés successivement sur le sol dans l'ordre suivant : *grès bigarré*, *muschelkalk*, *marnes irisées ;* chacun de ces terrains recouvrant le précédent, et lui étant supérieur géologiquement, quoique moins
élevé au-dessus du niveau de la mer. Cependant la chaîne des
côteaux de l'*oolithe inférieure* et de la grande *oolithe* s'élève
au-dessus du *lias* sur plusieurs points ; le *coralrag* s'élève plus
haut que l'*oxford-clay ;* l'ensemble de ces terrains sépare le
bassin de la Moselle de celui de la Meuse.

Le département de la Meuse, dans lequel il n'existe pas, que
je sache, de crétins, et où le goître ne se trouve pas non plus
d'une manière endémique, est traversé, du nord au sud, par

(1.) Dans une carte géologique coloriée excessivement ingénieuse,
M. Guibal démontre cette idée. Je regrette de ne pouvoir joindre à ce
travail la carte géologique du département de la Meurthe, du même savant auteur. La théorie de M. Guibal, que les terrains les plus
élevés dans l'ordre géologique sont, en général, plus bas que ceux
qu'ils recouvrent, s'explique par l'abaissement successif de la mer
à partir d'un point culminant. Cette théorie se démontre parfaitement avec l'inspection de la carte géologique dressée par ce savant.

le *calcaire à astartes*, qui n'occupe, dans celui de la Meurthe, que trois des sommets de la chaîne de côteaux qui sépare le bassin de la Meurthe de celui de la Moselle (1).

(1) Il ne sera pas sans intérêt de rapprocher de ces données géologiques, dans leur rapport avec le développement du goître et du crétinisme, celles que monseigneur Billiet émet à propos des conditions géologiques dans lesquelles se trouvent les individus affectés de goître et de crétinisme dans le diocèse de Chambéry.

« 1° Nous diviserons, dit le savant prélat, le territoire qui est ici l'objet de nos observations, en trois parties : La première comprend toutes les paroisses de Saint-Genix à Montmélian et celles de Beauges ; la deuxième s'étend de Montmélian à Chamousset, et la troisième de Chamousset à Lanslebourg. La première partie est occupée principalement par les terrains *jurassique* et *néocomien* qui en forment les reliefs ; les paroisses qui y sont assises sont entièrement exemptes de goître et de crétinisme. Le bas des vallées est entièrement occupé par une formation de *grès tertiaire* ou *mollasse* dont les couches sont toutes horizontales, tantôt relevées contre le flanc des montagnes voisines, et par un terrain de transport à couches horizontales qui appartient à l'*alluvion ancienne* ou au *diluvium*. Quelques villages bâtis sur ces terrains se trouvent assez gravement infectés. On rencontre aussi cette maladie dans quelques hameaux situés près du Rhône, sur les anciens dépôts de ce fleuve. Tous ces derniers hameaux ont des puits dont les eaux baissent et s'élèvent en même temps que celles du Rhône. On a fait les mêmes observations en France, sur la rive droite de ce fleuve, et notamment dans la commune de Peyrieux. Il serait à désirer qu'on explorât avec soin les deux rives du Rhône depuis Lyon jusqu'à Genève.

» 2° La seconde partie comprend la rive droite de l'Isère, de Saint-Vital à Montmélian, et la rive gauche, de Chamousset à Arvillard. Presque partout le sol dont elle est formée est un *schiste argilo-calcaire* sans consistance et presque friable, qui appartient peut-être déjà au terrain *métamorphique;* or, c'est précisément sur ce *sol argilo-calcaire* que le goître et le crétinisme commencent à se présenter comme endémiques; il n'y a, en effet, dans tout cet espace de terrains, que cinq paroisses sur trente-quatre qui jouissent d'une entière immunité. Dans les autres, au nombre de vingt-neuf, on trouve 801 cas sur une population de 29,660, soit 27 cas sur 1000 habitants, tandis qu'il n'y a que 2 cas sur 100 dans le reste du diocèse. Les paroisses les plus affligées sont Cruet, Planaise, Coise, Châteauneuf, Presle, Leyssaud, la Rochette et Arvil-

En somme, l'*oolithique supérieur* ne se trouve que dans la Meuse. L'*oolithique moyen*, composé de *coralrag* (*calcaire corallien*) et d'*argile d'Oxford*, n'occupe que la partie ouest du dé-

---

lard. On fait la même observation dans toute la vallée de Grésivaudan, de Montmélian à Grenoble. La rive droite de l'Isère appartient aux terrains *jurassique* et *néocomien* à couches épaisses et compactes ; la population y est parfaitement saine, tandis que la rive gauche, qui est un *schiste argilo-calcaire* tendre et friable, est infectée de goître et de crétinisme comme en Savoie.

» 3° Le diocèse de Maurienne, de Chamousset à Lanslebourg, est occupé entièrement par le terrain *métamorphique*. On y trouve plus communément, au bas de la vallée, des schistes argileux ; au milieu, des *schistes talqueux*, et, dans les parties les plus élevées, des *schistes micacés*. Néanmoins ces différentes espèces de roches se trouvent aussi souvent mêlées soit entre elles, soit avec d'autres espèces, telles que des *gneiss*, des *amphiboles*, des *calcaires*, des *gypses*, des *anthracites*, etc. Le *schiste argileux* est quelquefois tellement tendre, friable, soluble dans l'eau, qu'on trouve des communes dont tout le territoire est dans un état de mouvement et d'éboulement habituels. Or, c'est précisément sur ce *terrain métamorphique* que les cas de goître et de crétinisme deviennent plus fréquents. Nous avons déjà remarqué que, dans le diocèse de Maurienne, sur 83 paroisses, il n'y en a que 9 qui en soient exemptes, ce sont les plus élevées ; dans les autres, au nombre de 74, on trouve 102 cas sur 1000 habitants.

» On commence donc à trouver quelques cas de goître et de crétinisme dans le diocèse de Chambéry, sur les dépôts du Rhône et sur le terrain d'alluvion ancienne de la Mothe-Servolex et des paroisses voisines. Dès qu'on arrive au *sol argilo-calcaire*, qui s'étend de Montmélian à Chamousset, les cas deviennent plus nombreux : on en compte, dans ce territoire, 27 sur 1000 habitants. Lorsqu'on entre dans *le terrain argileux, talqueux, gypseux* de la vallée de Maurienne, le nombre des cas s'élève à 102 sur 1000 individus. Or, dans toutes ces localités, si vous interrogez les vieillards, ils vous répondront qu'il y en a toujours eu dans leur paroisse à peu près autant qu'il y en a aujourd'hui ; ils n'osent pas décider s'il y a augmentation ou diminution ; les communes qui en ont peu aujourd'hui en avaient peu autrefois ; celles qui en ont beaucoup aujourd'hui en avaient beaucoup autrefois. Parcourez ensuite les vallées qui en sont exemptes, celles de Beauges, par exemple ; réitérez les mêmes interrogations, on vous répondra partout qu'il n'y en a

4

partement de la Meurthe ; tous les autres terrains traversent le département du nord au sud, savoir : *oolithe inférieure, lias, marnes irisées, calcaire coquillier, grès bigarré* et *vosgien*. L'*oxford-clay*, ou *argile d'Oxford*, traverse l'arrondissement de Toul et celui de Domèvre, du sud au nord, et y forme une contrée qu'on appelle la Voivre. L'*oxford-clay* se compose, à la partie supérieure, de bancs calcaires bleus très durs, plus ou moins *argileux* ou *siliceux*, dont l'aspect ressemble beaucoup à celui du lias, et qui donnent, comme lui, de la chaux hydraulique dans les parties où la silice n'est pas trop abondante ; quand elle domine, la pierre est d'un gris bleuâtre et plus rude au toucher que le lias. Au-dessous, les calcaires sont plus rares, plus tendres, plus légers ; ils sont séparés par des bancs d'argile qui deviennent de plus en plus puissants et sont enfin privés de pierres. Ces argiles sont converties dans plusieurs tuileries, en briques et en tuiles.

D'après la remarque judicieuse de M. Guibal, le besoin qu'ont eu les hommes d'eau potable, pour s'abreuver eux et leurs bestiaux, les ont portés à établir leurs premières demeures sur la ligne séparative des nombreuses sources qui jaillissent entre le *coralrag* et l'*oxford*. Malheureusement, dans beaucoup de localités, la grande abondance des eaux a plutôt fixé les habitants que leur bonne qualité.

C'est dans le terrain *oolithique inférieur* que se trouvent ces roches qui forment d'immenses carrières. Au-dessous de ces roches, on rencontre des amas de petites pierres qui en ont été désagrégées et que l'on désigne, dans le pays, sous le nom de *grouine*. C'est dans ce terrain *post-diluvien* que l'on a trouvé quelquefois des dents d'éléphants.

---

jamais eu plus qu'aujourd'hui. Il paraît donc certain que ces deux infirmités ne sont pas purement sporadiques, et qu'on doit en chercher la cause dans les localités mêmes où elles se développent. » (*Observations sur le recensement des personnes atteintes de goître et de crétinisme dans les diocèses de Maurienne et de Chambéry*, par monseigneur Alexis Billiet, archevêque de Chambéry.)

Le *lias*, dans lequel est situé Nancy, traverse aussi le département du nord au sud et se compose de plusieurs assises bien distinctes ; la principale est une *argile bleue, grise* ou *noirâtre*, souvent *schisteuse*, dans laquelle se trouvent des mollusques fossiles de formes très variées. Les loges de quelques ammonites sont intérieurement creusées et tapissées de deux espèces de sel : *chaux carbonatée et strontiane sulfatée fibreuse*. Dans quelques parties seulement du département, mais notamment près de Nancy, entre Essey, Tomblaine, Saulxure et Séchamps, il existe un calcaire plutôt gris que bleu, dégageant par la percussion une odeur bitumineuse.

Dans cette même constitution géologique de notre département, on trouve le *lias bleu* ou *calcaire à gryphées*, qui fournit la meilleure chaux hydraulique que l'on connaisse par la proportion convenable de l'argile avec la silice. On y trouve aussi le *grès infraliasique* (*lias sandstein des Allemands*), qui, d'après M. Guibal, varie de puissance, de couleur, de densité, de telle manière qu'on ne croirait jamais pouvoir rapporter au même terrain les échantillons recueillis sur des points même voisins du département. Tantôt il est désagrégé et forme ce sable blanc que les cuisinières emploient pour nettoyer les vases métalliques, tantôt il est jaune et de consistance variable par le ciment qui relie ses grains ; d'autres fois il est très brun et très dur, quand ce ciment est ferrugineux. Sa puissance varie de 50 centimètres à 7 ou 8 mètres. Or, dans toute cette partie du département formé par le terrain dont je dois la description à M. Guibal, le crétinisme ne se rencontre que d'une manière sporadique. S'il y existe des communes où l'on rencontre des goîtreux, il est à remarquer que ces communes sont situées à l'entrée de quelque vallon étroit, balayé le plus souvent par les vents du nord, et que les maisons les plus infectées sont précisément celles qui sont exposées au nord et adossées à la montagne. C'est l'observation que j'ai pu faire à Laxou, village situé à 1 kilomètre de Maréville, et dans notre

asile situé sur le même terrain géologique, j'ai déjà fait observer que le goître y était endémique avant les grandes améliorations introduites dans ces dernières années. Ces améliorations ont surtout consisté dans l'abatis de murs qui étreignaient des cours étroites où les malades accumulés ne pouvaient jouir d'un air suffisamment renouvelé. La position topographique de l'asile, environné, au nord et à l'ouest, de coteaux couronnés de forêts, nous plaçait dans une espèce d'entonnoir où les miasmes dégagés par des cours étroites, fangeuses et peu ventilées, plaçaient nos aliénés dans une situation très malsaine. Il était rare que les nouvelles infirmières qui arrivaient ne fussent pas immédiatement atteintes de goître, et cette réputation endémique était si bien établie qu'il était devenu difficile de se procurer des femmes de service. J'ai écrit, dans ces derniers temps, à différents curés du département, dont les paroisses situées sur cette formation géologique, avaient autrefois des goîtreux, et tous m'ont répondu dans le sens de M. le curé d'Amance, dont j'ai cité la lettre : « Il y avait autrefois des goîtreux dans nos loca-
» lités, on rencontrait même par-ci par-là quelques crétins ;
» mais, grâce aux améliorations opérées, ces infirmités devien-
» nent de plus en plus rares. »

Nous remarquons donc dans notre département, contrairement à ce que vous avez malheureusement observé, Monseigneur, dans le diocèse de Chambéry, que là où il y avait beaucoup de goîtreux autrefois, on en compte peu aujourd'hui. Il est incontestable que les grands changements qui se sont opérés dans l'hygiène générale, dans les habitudes des populations, par suite de leurs déplacements plus fréquents et de la création d'industries nouvelles, n'aient puissamment contribué à amener ce résultat.

Nous sommes arrivés dans ce moment à la zone géologique qui sépare le *lias des marnes irrisées*, et la scène va changer du tout au tout. Nancy, l'ancienne capitale de la Lorraine, se trouve dans le *lias* à 12 kilomètres environ de Rosières, qui est située en plein dans les *marnes irrisées*. Saint-Nicolas-du-Port, ancienne ville commerçante célèbre, et réduite aujourd'hui à 4 ou 5,000 habitants, se trouve juste sur l'extrême limite qui sépare le *lias des marnes irrisées*, à 5 ou 6 kilomètres de Rosières. Or, on ne rencontre pas plus de goîtreux à Saint-Nicolas qu'à Nancy, et mes investigations ne m'y ont pas fait découvrir le moindre vestige de crétinisme. Le village de Dombales, à moitié chemin de Saint-Nicolas et de Rosières, se trouve déjà dans *les marnes irrisées*. On m'y a fait remarquer une famille crétineuse et un certain nombre de goîtreux des deux sexes, mais les améliorations considérables opérées dans cette commune depuis un quart de siècle, établissent un contraste si frappant entre l'ancien ordre de choses et ce qui existe aujourd'hui, que l'attention des habitants est à peine fixée sur ces quelques cas pathologiques isolés. Il n'en est plus ainsi à Rosières qui, malgré ce que disent beaucoup de personnes des améliorations notables apportées dans l'état physique de cette population depuis une quarantaine d'années, n'en est pas moins et n'en restera pas moins, pour longtemps encore, la capitale du goître et du crétinisme dans le département de la Meurthe. Je ne répéterai pas à ce sujet ce que j'ai déjà énoncé dans mon mémoire au congrès scientifique de Nancy, et ce que les observations du docteur Ancelon ont confirmé. Je produirai en temps et lieu la statistique complète des goîtreux et crétins de Rosières, Moyen-Vic, Marsal, Dieuze, ces quatre foyers principaux de ces affections endémiques dans ce département, et l'on verra qu'il serait dangereux, dans l'intérêt même de ces populations, d'affecter un pessimisme absolu, et de laisser faire, comme le veulent quelques personnes, le temps, ce grand réparateur de nos maux. En effet, de ce que l'on ne rencontre pas dans ces localités de types aussi hideux qu'autrefois, il ne s'ensuit pas moins, et c'est la conviction de la Commission nommée par M. le Préfet, que les affections goîtreuses et crétineuses ne pourront y être déracinées que par le concours énergique

que l'administration prêtera aux efforts de la science médicale (1).

Revenons à la question géologique.

Les *marnes irisées* (*Keuper* des Allemands) dans lesquelles se trouvent, comme nous l'avons vu, les principaux foyers du crétinisme, occupent d'après M. Guibal, mon grand guide dans cette question, un quart au moins du département de la Meurthe et le traversent du nord au sud (2). Tous les sondages faits comme on sait dans ces *marnes irisées*, ont donné le sel gemme à une profondeur plus ou moins considérable. Ce terrain est formé dans sa partie supérieure de couches argileuses de différentes couleurs, qui recouvrent ou séparent des bancs calcaires auxquels on a donné le nom de *calcaire magnésien* parce qu'il est composé de *chaux et de magnésie carbonatée*. C'est dans ce terrain que se trouvent toutes les carrières à plâtre du département. Ces plâtres, d'après M. Guibal, ne sont jamais stratifiés, mais sont composés de masses à formes indéterminées. Les eaux qui alimentent Rosières sortent des collines qui avoisinent cette petite ville à l'ouest, et la qualité des eaux varie, comme on le comprend facilement, selon le plus ou moins de parties de chaux et de magnésie carbonatée qu'elles entraînent. Il y a encore quelques carrières de plâtre dans le terrain coquillier qui avoisine les marnes irisées (1).

_____

(1) Dans mon mémoire au congrès scientifique de Nancy, j'ai déjà établi que le nombre des crétins et des goîtreux est plus considérable, abstraction faite de la population générale de Rosières, que dans le royaume de Piémont.

(2) La Tarentaise, une des provinces de ce pays qui en compte le plus, nous représente 1,45 pour 100, et Rosières 1,42. Depuis j'ai pu me convaincre que j'étais au-dessous de la vérité. C'est au point que M. le curé de Rosières me disait encore il y a quelque temps à propos de la statistique des goîtreux, que c'était chose facile à établir, les femmes de la classe indigente étant toutes sans exceptions atteintes de cette infirmité.

(1) M. Guibal est persuadé que ce plâtre diffère de celui de Mont-

Dans la première lettre que vous me fîtes l'honneur de m'écrire, monseigneur, vous parlez des gypses du *lias*, mais d'après la remarque de M. Guibal nous ne trouvons pas chez nous de gypse dans ce terrain, mais dans les marnes irisées qui sont séparées du *lias* par une zone de *grès* qu'on appelle *infraliasiques* ; les plâtres forment des amas plus ou moins considérables dans le *keuper* et dans la partie du *muschelkalk* qui l'avoisine. (Le *muschelkalk* est inférieur au *keuper*.)

A propos de ce terrain *keupérique*, je ne puis passer sous silence une observation que me communique M. Guibal. Je transcris textuellement un passage de sa lettre : « Si c'est le » terrain *keupérique* qui cause les goîtres, je serais porté à l'at- » tribuer à la *magnésie* qu'il renferme et qui ne peut se dis- » soudre dans les eaux qui traversent les roches ; il y a long- » temps que j'ai attribué à cette substance l'absence presque » totale de fossiles dans ce terrain, tandis qu'on en trouve dans » le *muschelkalk* qui est au-dessous et dans le *lias* qui est au- » dessus. Il paraît que la magnésie n'était pas propre à la vie, » quand les *marnes irisées* formées de *chaux* et de *magnésie* » *carbonatée*, à peu près dans des proportions égales, se sont » déposées sur le sol. Si alors elle ne permettait pas la vie, au- » jourd'hui elle peut altérer la santé d'une manière uniforme » en occasionnant des goîtres, tandis que les eaux des terrains » qui ne sont composées que de *chaux carbonatée* ne sont nui- » sibles qu'autant que ce sel y est en trop grande abondance. »

Quoi qu'il en soit, j'ai pu remarquer dans la belle collection de coquillages fossiles de ce département due aux recherches de M. Guibal, une grande variété de coquilles déposées dans le *lias et le muschelkalk*, tandis que l'on ne trouve dans les marnes

---

martre. Dans tous les cas, les eaux qui alimentent Montmartre viennent de la Seine et sont filtrées comme celles qui sont distribuées à Paris. Les eaux arrivent à Montmartre, autant que je puisse me le rappeler, au moyen d'une pompe à feu.

irisées qu'une seule espèce ou coquillage rudimentaire : le *Posidonia keuperina* (1). Enfin comme je ne veux aborder les théories que par leur côté le plus saillant, je n'insisterai pas sur ce point, mais je ne puis m'empêcher de reconnaître que c'est dans le terrain des marnes irisées que l'on rencontre dans ce département les principaux foyers de goître et de crétinisme. Ce n'est pas à dire pour cela que l'on rencontre des goîtreux, et à plus forte raison des crétins , indistinctement sur les parties d'un territoire appartenant à cette formation géologique ; il faut pour établir l'endémicité certaines conditions spéciales, comme seraient, par exemple, la stagnation des eaux et les débordements des rivières qui accumulent dans les vallées des dépôts alluvionnaires ; il faut encore la mauvaise condition des habitations. Nous allons revenir sur cette idée et nous émettons d'avance ce corollaire : *Étant donné un terrain géologique d'une nature spéciale se trouvant vis-à-vis le goître et le crétinisme dans des rapports essentiels de cause à effet, encore faut-il certaines conditions déterminées, pour permettre à ce terrain d'agir dans le sens de l'intoxication qui résume, selon nous, l'action spéciale exercée sur l'économie par le principe morbide qui cause le goître et le crétinisme.*

Continuons rapidement, et dans les limites qui me sont imposées dans cette lettre l'étude des causes, et nous verrons combien les opinions des observateurs diffèrent, selon l'ensemble des faits qui les ont le plus frappés dans les pays où ils ont étudié les dégénérescences qui nous occupent.

Nous quittons les *marnes irisées ;* nous ne nous arrêterons pas dans le *muschelkalk* et dans le *grès coquillier* qui dans ce

---

(1) Ce que l'on remarque pour les coquillages se voit aussi, dans des proportions cependant moins considérables, pour les plantes. Un certain nombre de plantes qui se trouvent dans les terrains jurassiques ne se retrouvent pas dans les terrains inférieurs et réciproquement. Cette remarque, faite premièrement par M. Guibal, a été utilisée depuis par M. Godron dans sa Flore du département de la Meurthe.

moment ne nous présentent rien de particulier pour ou contre
la thèse du rapport géologique du terrain avec le développement
du goître et du crétinisme. Nous entrons dans les montagnes
des Vosges et nous nous arrêtons, si Votre Grandeur veut me le
permettre, à Sainte-Marie-aux-Mines. Mais ici, je l'avoue, nous
attend une objection considérable, quoiqu'elle ne soit pas sans
réponse dans la théorie générale que je me suis faite sur la
génésie du goître et du crétinisme.

La petite ville de Sainte-Marie est située dans une espèce
d'entonnoir dominé par les points culminants des montagnes
des Vosges. D'après ce que m'écrit M. le docteur Neser, médecin à Sainte-Marie, le nombre des goîtreux est encore très
considérable dans cette petite ville, tandis que celui des crétins
y a diminué considérablement.

Cet honorable praticien attribue cet heureux résultat à l'en-
trecroisement des races, mais il ajoute : « Cet heureux résultat
» n'a lieu que pour la ville de Sainte-Marie, car les dépen-
» dances, Fertrupt, Echery, Rauthal et la petite Liepvre ainsi
» que les villages de Sainte-Croix-aux-Mines, Liepvre et Alle-
» mand-Rombach qui font partie de ce canton, présentent
» encore l'ancien type de crétinisme, *à cause du peu d'étran-*
» *gers qui s'y établissent.....* Ces villages sont situés dans des
» vallées étroites, longues et sombres... et, chose singulière, la
» commune de Liepvre, une des mieux situées, présente le plus
» grand nombre de crétins, d'imbéciles et de goîtreux..... Les
» débordements ont rarement lieu .... Les maisons ne sont pas
» ordinairement accolées aux coteaux..... L'alluvion ne se
» trouve que dans la plaine, dans les vallées du Rhin où l'on
» rencontre des coteaux formés par le *löss* (*leusse*)..... Enfin,
» ajoute M. le docteur Neser, il est un fait qui paraît diamétra-
» lement opposé à la théorie de monseigneur l'archevêque de
» Chambéry, c'est que partout dans la vallée il y a formation
» de terrain primitif..... Le terrain de notre localité est com-
» posé de la formation dite primitive : *granit, gneiss, eurite,*

» *porphyre, amphibole, serpentine, grès rouge, grès vosgien.* »

Descendons la pente rapide des Vosges qui se dirige vers l'Alsace, traversons les plaines de ce grand bassin et arrêtons-nous sur les rives du Rhin, à la Robertsau, près de Strasbourg ; là nous remarquerons un terrain post-diluvien, à peu près semblable à ceux des dépôts formés par le Rhône, cailloux roulés recouverts d'alluvion. Nous ne sommes dominés par aucune montagne, et cependant nous trouvons des crétins et des goîtreux dans plusieurs des îles formées par le Rhin, ainsi que sur les rives de ce fleuve, et la même chose s'observe sur les bords du Danube. Or, voici ce que m'écrit M. le docteur François qui exerce depuis vingt et un ans à la Robertsau : Je tiens à enregistrer ses paroles parce qu'elles signalent un progrès, et que des exemples pareils encourageront dans les essais que nous conseillons de faire à Rosières et sur d'autres points du département de la Meurthe.

« Il y a vingt et un ans, dit le docteur François, il existait à » la Robertsau un bon nombre de crétins et de goîtreux, mais » aujourd'hui tout a changé, et je puis même dire que la Ro-» bertsau présente maintenant plus de garantie de salubrité » que la ville de Strasbourg elle-même, ville où les fièvres in-» termittentes règnent avec autant d'intensité, ni plus ni moins, » que dans les lieux que j'habite. Par contre, je vois rarement » des fièvres typhoïdes, si fréquentes en ville à des époques » données.

» Répondant à vos trois principales questions, je vous dirai, » monsieur : 1° Qu'à aucune époque et même lorsque les cré-» tins étaient assez nombreux, le terrain de la Robertsau n'a » présenté de traces sensibles de matières gypseuses ; le terrain » n'est composé en général que d'alluvions. Si nous puisons de » l'eau aux puits situés aux quatre points cardinaux de la Ro-» bertsau, là, ou de père en fils habitent des familles atteintes » de goîtres, nous ne trouverons que peu ou point de traces de » magnésie.

» 2° Le type crétin de la Robertsau, *pour les échantillons*
» *que j'ai pu voir*, se rapproche assez de ceux que l'on ren-
» contre en Suisse, et cela pour deux ou trois tout au plus. Les
» quelques autres qui existent encore (six en tout) tiennent plu-
» tôt du rachitisme avec faiblesse intellectuelle assez prononcée.

» 3° Nous ne comptons plus aujourd'hui que trois crétins
» types et six à peu près dans les dernières conditions ci-dessus
» énoncées, sur une population de 4 500 âmes. Quant à l'en-
» semble des moyens employés contre cette malheureuse mala-
» die, je vous dirai que lors de mon entrée en fonction comme
» médecin communal (il y a de cela seize ans), mon premier
» soin a été de faire transporter, autant que possible, à l'hos-
» pice, toutes ces misérables créatures, et je puis vous affirmer
» que depuis que j'habite la Robertsau, aucun crétin n'y est
» né, et tous ceux qui existent encore sont déjà d'un âge assez
» mûr, le plus jeune ayant au moins vingt-cinq ans.

» Comme moyen principal d'assainissement employé à la
» Robertsau, j'indiquerai le desséchement des marais et leur
» remblai par de la bonne terre ; les courants d'eau établis de
» l'Ill au Rhin. D'un autre côté, l'éducation physique et intel-
» lectuelle de la jeune génération a été bien mieux soignée, et
» a exercé une salutaire influence sur l'état de la santé géné-
» rale. Je n'ai pas été à même de traiter personnellement au-
» cun crétin, ces êtres dégénérés appartenant généralement
» à la classe très pauvre. Je les ai toujours fait diriger sur l'hô-
» pital de Strasbourg, où ils se trouvent certainement dans de
» bien meilleures conditions. »

Je voudrais pouvoir continuer ce voyage, mais je risquerais
fort de ne pouvoir le terminer que dans plusieurs lettres. Je ne
puis cependant m'empêcher de quitter les rives du Rhin, et de
visiter une petite commune des Vosges qui se trouve à peu près
au point de jonction de ce département avec les départements
de la Haute-Saône et de la Haute-Marne. Une lettre que je
reçois à l'instant de M. le docteur Paul Ménestrel, maire de

Sérécourt, m'engage à revenir sur mes pas. La question
d'étiologie n'en souffrira pas, du reste. Sérécourt est situé près
d'une petite ville appelée Darney ; j'ai parcouru dans ma jeunesse ces pays où l'on cultive beaucoup de vignes. J'ai encore
présentes à la mémoire ces collines dont vous donnez, monseigneur, la description dans votre première lettre, et qui sont
formées d'un schiste argileux, gris ou brun, friable ; « ces
» pentes, d'une terre noire et gluante, sur laquelle les eaux
» pluviales creusent de profondes rigoles, et dans la profondeur
» desquelles on découvre d'énormes dépôts de gypse. » Je
n'étudiais pas alors la médecine, et lorsqu'en visitant les villages des environs de Bourbonne-les-Bains, je m'étonnais de
voir des individus de cinquante ans à peine marcher le dos
courbé et la tête pour ainsi dire inclinée vers le sol par l'énorme
volume des goîtres qu'ils portaient, j'entendais dire que le travail de la vigne, opéré au moyen de hoyaux très courts, était
la cause de la flexion irrémédiable de l'axe cérébro-spinal, et
que la nature des eaux amenait l'hypertrophie de la glande
thyroïdienne. Or, voici maintenant ce que m'écrit mon honorable confrère, M. le docteur Paul Ménestrel. Je donne sa
lettre textuellement.

Sérécourt, 16 mai 1854.

MONSIEUR LE MÉDECIN EN CHEF,

« En réponse à la lettre que vous m'avez fait l'honneur de
» m'adresser le 13 de ce mois, concernant l'étiologie du goî-
» tre endémique à Sérécourt, je m'empresse de vous faire
» connaître les idées que j'ai émises à ce sujet.

» 1º Jusqu'alors il ne me paraît nullement démontré que
» l'usage seul de l'eau saturée de sels calcaires et magnésiens,
» et ne renfermant du reste aucunes traces d'iode et de brome,
» provoque fatalement le goître. — Toutefois il me semble que
» les sels dolomitiques exercent une action morbide spéciale

» sur le corps thyroïde qui se traduit par une hypertrophie de
» cet organe, action qui peut être neutralisée par les propriétés
» fondantes de l'iode lorsque les eaux potables renferment une
» petite quantité de ce métalloïde.

» 2° L'humidité persistante, le manque d'insolation, l'insa-
» lubrité des logements, enfin l'inobservation des lois de l'hy-
» giène publique, sont les causes qui, combinées avec la mau-
» vaise qualité des eaux potables, *provoquent nécessairement le*
» *goître* et constituent son endémicité.

» La commune de Sérécourt, sur une population de 736
» âmes, présente 164 goîtreux, soit 22,28 pour 100. — Sur
» ce nombre, il y en a 143 appartenant au sexe féminin ; or,
» les femmes, par la nature de leurs travaux plus sédentaires,
» sont plus exposées à l'action meurtrière des logements insa-
» lubres.

» En outre, le village de Sérécourt n'a qu'une rue principale,
» elle se dirige de l'est à l'ouest, de sorte que la moitié à peu
» près des maisons sont exposées au nord et l'autre moitié au
» sud. — Or, sur les 164 goîtreux que nous comptons, 105
» occupent des logements situés au nord et 59 seulement des
» habitations exposées au sud. — Ces faits parlent seuls.

» Mon rapport adressé à l'Académie de médecine, est sur-
» tout rédigé dans un but administratif. — Je sollicite un léger
» secours de l'État afin de pouvoir expérimenter sur toute la
» population l'usage du sel de cuisine ioduré très faiblement,
» ou mieux, je désire être autorisé à placer, dans tous les abreu-
» voirs publics de la commune, une petite quantité d'iode ren-
» fermée dans une capsule de fer disposée d'une manière spé-
» ciale pour cet usage. Je suivrai avec soin cette expérience,
» faite ainsi sur une large échelle, et je suis fondé à en espérer
» de bons résultats.

» Le goître endémique sévit avec une si cruelle intensité
» dans notre commune, que je ne dois cesser d'appeler sur ce
» fait l'attention de l'autorité supérieure.

» Au surplus, le canton de Lamarche est un de ceux qui présentent le plus de goîtreux : sur 148 jeunes gens de la » classe de 1853, examinés le 5 de ce mois, 17 ont été exemptés » du service militaire pour cette seule affection.

» Tels sont les renseignements que je m'empresse de vous » transmettre, en vous remerciant de l'honneur que vous avez » bien voulu me faire en vous adressant à moi.

» Veuillez agréer, etc.,

» *Le maire de Sérécourt*, Dʳ PAUL MÉNESTREL. »

J'ai cru devoir donner cette lettre textuellement, non-seulement à cause des intéressants détails étiologiques qu'elle renferme, mais à cause des essais qui vont être tentés, et qui sont de la nature de ceux que la Commission propose à l'administration du département de la Meurthe, savoir : amélioration dans les logements, emploi de l'iode, reconstruction des salles d'école et des salles d'asile de Rosières placées dans des conditions déplorables ; assainissement des rues de la partie basse en contre-bas du canal et de la rivière ; encouragements donnés à M. le curé de Rosières pour la fondation de son institution en faveur des jeunes enfants prédisposés à tomber dans l'imbécillité et le crétinisme (1) ; création ultérieure d'un établissement agricole dans les vastes et fertiles terrains dont la commune peut disposer, et dont les produits serviront à augmenter le bien-être de la population, et à utiliser des bras malheureusement trop accoutumés à s'étendre pour demander l'aumône, et se créer

(1) Je suis heureux d'annoncer que M. le ministre de l'intérieur dans sa sollicitude pour cette question, vient d'écrire à M. le préfet de la Meurthe pour lui demander la statistique des enfants arriérés et imbéciles à l'asile de Maréville, et qui se trouveraient, comme on le pense bien, dans de meilleures conditions pédagogiques lorsqu'ils seraient placés dans une institution spécialement organisée dans l'intérêt de ces malheureux êtres infirmes de corps et d'esprit.

ainsi un budget immoral promptement dévoré par l'ivrognerie.
D'un autre côté, les considérations émises par M. le docteur
Ménestrel, nous rapprochent, au point de vue étiologique, de
la question des eaux potables, et l'intérêt que cette question sou-
lève, a reçu une nouvelle impulsion par les remarquables travaux de M. Chatin.

L'iode a déplacé la magnésie, et l'immense succès qu'a ob-
tenu la théorie de M. Chatin, n'est pas seulement dû à ses remarquables analyses, mais aux croyances qui préexistaient dans
les masses, et qui attribuent à l'action des eaux une influence
que l'on ne pourrait guère nier sans se mettre en contradiction
avec les faits que l'observation nous apprend. Tous les auteurs
sont unanimes sur ce point, et les débats ne roulent guère que
sur l'absence de tel sel ou sur la présence de tel autre.

Combien de faits, monseigneur, ne pourrais-je pas ajouter à
ceux que vous m'avez déjà cités, et à ceux que je trouve dans
le remarquable Mémoire de M. le docteur Ferrus. Il existe incontestablement des fontaines dont l'eau guérit le goître, il en
est d'autres qui le donnent. On les désigne en Allemagne sous
le nom de fontaines à goître (*Kropfquellen*). Il y en a une près
de Saint-Julien dans la Maurienne, dont l'eau, d'après M. Guggenbühl, sert à incruster des fleurs, et le médecin de l'Abendberg raconte que M. le docteur Mottard lui présenta cinq jeunes
gens qui, au moyen de cette eau, se donnèrent le goître pour
s'exempter de la conscription.

Les recherches du docteur Celland, au Bengale, l'ont amené
à établir les rapports du goître et du crétinisme dans leurs relations avec la nature des terrains d'où ces eaux jaillissent. Je
donne ici cette proportion, malgré le pas immense que M. Chatin a imprimé à la question après ses recherches sur la présence ou l'absence de l'iode.

EAUX SORTANT :	Proportion du goître d'après la population.	Proportion du crétinisme d'après la population.
1° Du granit et du gneiss.	1/300	»
2° Mica (variété de silicate, potasse et d'alun).	0	0
Amphibole	0	0
3° Argile schisteuse (*Thonschiefer* des Allemands).	1/236	0
4° Stéalite (*Sandstein*).	0	0
5° Calcaire magnésien (*Kalkfels*). . . .	1/3	1/12

Le fait du peu de fréquence du goître et du crétinisme dans les terrains de formation jurassique, l'endémicité de ces affections dans les terrains de la Savoie et de la Maurienne (schistes argileux, talqueux, micacés), font penser à M. Guggenbühl que le goître et le crétinisme sont dans des rapports spéciaux non-seulement avec la formation des montagnes, la nature des eaux qui en jaillissent, mais encore avec les exhalaisons de la terre, l'humidité, le plus ou moins de développement de l'électricité. Cette dernière hypothèse joue, comme on sait, un grand rôle dans la théorie de Zphofen. Quoi qu'il en soit, ces différentes conditions géologiques influent incontestablement sur l'homme, les animaux et les plantes. Les remarques de M. le professeur Heusinger (1) sont trop conformes aux opinions que j'ai émises dans ma première lettre, et concordent d'une manière si frappante avec les recherches de MM. Rougieux et Ancelon (de Dieuze) sur le même sujet, que je ne puis m'empêcher de les rappeler ici. « Les sols argileux favorisent singulièrement le » développement des entophytes, de l'ergot des urédinées, etc. ; » les graminées y donnent plus de paille que de grains et ils » contiennent beaucoup d'herbes insipides et peu nutritives. » Les animaux qui vivent sur des terrains argileux dont l'eau » est stagnante ne prennent pas de graisse ; ils sont faibles, » mous, peu propres au travail, souvent affectés de maladies

---

(1) *Recherches de pathologie comparée*, vol. I, page 223. Cassel, 1847.

» organiques. Les femelles donnent un mince revenu de lait.
» Les moutons y contractent la pourriture. Les poulains qu'on y
» élève présentent rarement de belles formes : la tête en est
» grosse, lourde, l'encolure chargée de crins, le ventre volumi-
» neux, les yeux en sont mauvais, exposés à la fluxion pério-
» dique, les os gros, les membres peu dégagés, velus, les pieds
» grands, plats, à corne molle, les tissus flasques, les muscles
» mous, sans énergie, etc. »

La question des eaux, soulevée par M. Chatin à un point de
vue nouveau, s'accordait, comme nous l'avons vu, avec les sentiments qui existaient dans les masses ; ajoutons encore qu'elle
devait être favorablement acceptée par les praticiens qui, depuis
que l'iode a été retrouvé dans l'éponge brûlée, se servent avec
un si grand avantage de ce puissant agent thérapeutique. Mais
ce n'est pas seulement à l'eau privée ou saturée d'iode que
M. Chatin fait jouer un si grand rôle dans la production du
goître et du crétinisme, c'est encore à l'air que l'on respire.
La question se présente ici d'une façon nouvelle, et l'on s'explique facilement la sensation que cette importante découverte
fit dans le monde savant ; et de cette manière aussi se trouvent
justifiées les tendances scientifiques des savants, de Fodéré en
particulier, cet homme trop peu apprécié et trop peu vanté
pour ses immenses travaux, qui pensait que la constitution de
l'air devait être prise en sérieuse considération.

A peine la théorie de M. Chatin eut-elle vu le jour qu'elle ne
manqua pas d'être attaquée. On cita des exemples pour et contre
les idées de ce savant. J'ai relu pour ma part avec une grande
attention les rapports adressés par M. Chatin à M. le ministre
de l'instruction publique, et il m'a semblé qu'il n'était pas
aussi exclusif qu'on le croit généralement.

M. Chatin est frappé de la coïncidence remarquable qui existe
entre la manifestation du goître et du crétinisme et une diminution toujours correspondante de la quantité normale de l'iode
de l'air et des produits alibiles du sol; il est contraint par l'in-

5

exorable logique des faits de penser que l'insuffisance de l'iode
est la cause spéciale et la *seule cause spéciale* de la maladie ;
mais il ajoute : « Ce n'est pas que je ne regarde comme in-
» fluences générales ou accessoires, avec la commission sarde
» qui a fait, à l'aide des éléments recueillis par ses membres
» éminents, un travail d'une grande valeur et marqué au coin
» d'une sagacité excessive, l'*air* humide et stagnant dont on
» avait pu s'exagérer l'influence avant les observations de
» M. Boussingault dans la Nouvelle-Grenade, les *habitations*
» basses, étroites, fermées, malpropres, l'*exposition* des villages,
» le défaut de *lumière*, les vents, s'ils arrivent humides et privés
» d'iode, une *alimentation* pauvre en principes réparateurs, des
» vêtements sales qui s'opposent aux fonctions de la peau ; avec
» M. Boussingault, l'eau privée d'*oxygène* dissous, en tant qu'al-
» térée dans ses qualités digestives et toniques ; avec le senti-
» ment de tous, l'influence de l'âge prouvée par la facilité re-
» lative avec laquelle les jeunes gens contractent le goître en
» passant d'un pays salubre dans une contrée où cette maladie
» est connue ; celle des sexes, qui résulte de la fréquence
» moins grande du goître chez les hommes que chez les femmes
» (celles-ci le contractent même habituellement seules dans les
» localités qu'on peut appeler *localités frontières*, Lyon, Gre-
» noble, Chambéry), celle du tempérament des individus, des
» occupations, des habitudes, etc., etc. »

Après les aveux de cet honorable savant je suis en droit aussi
de lui adresser l'argument que vous dirigiez, monseigneur, contre
votre très humble serviteur : Le traitement du goître et du crétinisme par l'iode seul aura peu d'efficacité, si l'on ne modifie
les conditions généralement mauvaises dans lesquelles se trouvent les individus atteints de ces infirmités ou *intoxiqués* déjà
à un degré suffisant pour les contracter. Je prie de remarquer
que je rends un plein hommage aux recherches de M. Chatin,
et que mon observation n'a d'autre but que d'étendre le champ
de la thérapeutique et celui de la prophylaxie.

Je suis arrivé, monseigneur, au point où je dois m'arrêter pour ne pas fatiguer l'attention de nos lecteurs et où il faut de toute nécessité déduire mes conclusions.

Nous avons admis des causes essentielles externes et internes favorisées par des causes secondaires et accessoires qui donnent au principe essentiel de la maladie *un corps et une âme*, s'il est permis de s'exprimer ainsi.

Le crétinisme est une affection du système cérébro-spinal signalée par un arrêt de développement qui imprime à l'organisme un cachet typique, et entrave plus ou moins complétement l'évolution des facultés intellectuelles et affectives.

Les influences qui exercent leur action sur le système cérébro-spinal peuvent atteindre l'individu dans sa vie fœtale et agir sur lui après la naissance. L'époque à laquelle s'arrête cette influence morbide est indéterminée; elle varie selon la puissance de la cause et la nature de résistance du sujet.

Dans les pays les plus connus, il est un âge critique chez les enfants pour cette transition à l'état crétineux. Cet âge est celui de sept à huit ans. Il existe cependant des localités où le prin-cipe morbide est si actif que les adultes eux-mêmes sont atteints, ou, s'ils échappent, leur progéniture est nécessairement frappée au coin de la dégénérescence crétineuse (1).

On ne doit pas, dans l'étude, séparer le crétinisme des dégé-nérescences générales de l'espèce humaine; c'est une mons-truosité.

---

(1) M. Guggenbühl cite des exemples remarquables de localités telle-ment infectées, que les adultes eux-mêmes qui viennent s'y établir bien portants dégénèrent au bout de quelque temps. La ferme Anderolle, près Rivrée, est dans ce cas. M. le docteur Anrelon me cite aussi une ferme près de Dieuze, où les individus deviennent *nécessairement* goîtreux. Il existe des exemples nombreux de personnes qui ayant des enfants bien portants, et s'étant établis dans un pays où le crétinisme est en-démique, ont vu leur progéniture nouvelle frappée de la maladie. Mon-seigneur Billiet en cite dans son mémoire des exemples frappants !

La cause essentielle externe doit être recherchée, d'une part, dans la constitution géologique du sol, ou autrement dit dans *l'influence tellurique*, en dehors de laquelle il est difficile de comprendre les qualités, les propriétés et les formes des êtres organisés et inorganisés. Je ne sépare pas de cette *influence tellurique* le milieu ambiant dans lequel l'homme vit, se meut et se développe, l'air, la lumière et les principes qui peuvent les constituer, pas plus que je n'en sépare l'eau et les fruits de la terre qui empruntent à la constitution géologique du sol leurs principes bienfaisants ou leurs propriétés funestes.

La cause essentielle interne doit être recherchée dans les prédispositions organiques que l'individu apporte en naissant et qui le rendent apte à contracter une maladie endémique. Ceci s'applique à toutes les maladies.

S'il est des constitutions géologiques du sol, ainsi que nous le démontre l'observation, plus aptes que d'autres à développer le principe maladif (et les terrains schisteux sont dans ce cas), nous devons admettre en même temps qu'il est des exceptions à cette règle générale.

Nous avons vu le goître et le crétinisme naître sur des terrains primitifs, mais ceci ne contredit en rien le principe de l'influence géologique du sol.

Le sol sur lequel l'individu vit et se meut, ne doit et ne peut, encore une fois, être séparé de l'air qu'il respire. C'est ce que nous démontre l'élévation du sol qui n'est pas une loi absolue de préservation, si ce sol, malgré son élévation, est encaissé par des montagnes plus élevées, si l'air n'y circule pas librement et n'y est pas renouvelé suffisamment ; si, en un mot, la maladie, resserrée dans d'étroites limites, concentrée dans un foyer d'isolement, continue à se propager par l'hérédité, à s'alimenter pour ainsi dire par elle-même, en l'absence de tout élément étranger propre à revivifier ces populations. Alors, comme nous l'avons déjà dit, ce n'est pas seulement le crétinisme, mais d'autres dégénérescences qui peuvent se produire.

La science anthropologique nous a déjà appris depuis long-temps que la configuration et la nature du sol que certains peu-ples habitent, ont déterminé aussi le caractère distinctif de leurs habitudes et de leur hygiène, au point de venir se réfléter jusque dans le type de leur physionomie et même dans la di-rection de leurs idées : cela se voit pour les peuples pasteurs et pour les peuples nomades (1). Pourquoi serait-il donc ridicule d'admettre que la constitution géologique du sol, lorsque sur-tout elle s'harmonise d'une manière fatale avec la constitution atmosphérique, est de nature à produire une dégénérescence maladive que nous désignons dans ce moment sous le nom de *crétinisme?*

Remarquez que nous ne voulons pas tirer de ces analogies des conséquences forcées. Nous faisons une différence entre les conditions telluriques, climatériques ou autres qui constituent des races à type distinct, et les conditions de même nature qui produisent des dégénérescences maladives à type pareillement distinct. Dans le premier cas, les conditions qui constituent le type d'une race, n'empêchent pas le développement de cette race ni son but fonctionnel par la voie de la propagation et de la continuité. Dans le second cas, au contraire, la dégénéres-cence typique maladive ne constitue pas une race, mais une monstruosité qui ne peut se transmettre indéfiniment entre monstres de même nature, qui disparaîtrait même au bout de quelque temps, si des dispositions législatives et policières vi-goureuses empêchaient le mariage entre ces êtres arrivés à un point quelconque de leur état de dégénérescence et les individus sains de corps et d'esprit (1), ou si l'on pouvait transporter ces familles dans des milieux plus favorables.

---

(1) J'ai déjà eu occasion de développer ces idées dans le premier vo-lume de mes études cliniques, à propos de la manière d'interpréter les influences de l'hérédité.

(1) Ces idées sur les rapports des maladies épidémiques et endémi-ques avec la constitution géologique du sol reprendront faveur lorsque

Les crétins ne sont donc pas une race à part, comme quélques auteurs ont été tentés de l'admettre. Je n'oserais pas même affirmer, malgré des autorités respectables, que les cagots des Pyrénées sont les derniers vestiges de la race sarrasine qui, sous Charles Martel, a fait invasion dans ce pays. Tout ce que je puis

les études médicales se dirigeront avec plus d'ensemble vers ce point important d'étiologie. L'ouvrage de Fodéré sur les maladies épidémiques ne peut être assez recommandé. Il renferme des idées aussi neuves que philosophiques.

Je répondais il y a quelque temps à un savant étranger qui veut bien entretenir avec moi une correspondance sur des sujets de philosophie médicale, qui ne croit guère du reste à la médecine et qui finit toutes ses lettres avec ce vers latin :

Felix qui potuit rerum cognoscere causas.

Je lui répondais, dis-je, que cette influence du sol se faisait voir dans une foule de maladies des plus disparates. Jusqu'à présent on n'y a guère rattaché que la génésie de la fièvre paludéenne intermittente et de quelques autres fièvres de nature contagieuse ou pernicieuse. Je citerai à ce propos la plique polonaise, cette maladie dégoûtante qui n'épargne ni âge, ni sexe, et qui attaque les habitants de toutes les classes et même les étrangers nouvellement arrivés en Pologne. Quelquefois les enfants l'apportent en naissant; les dernières classes du peuple y sont plus sujettes, ainsi que les paysans, les mendiants et les juifs. Les animaux même y sont exposés, surtout ceux qui ont de longs poils. Or, que n'a-t-on pas dit sur l'origine de cette maladie qui s'est étendue depuis la Vistule jusque dans les monts Krapaks, la Lithuanie, la Russie blanche et rouge, et la Tartarie? On a accusé les Tartares de l'avoir apportée en Pologne Mais si cette opinion était fondée, comme dit Storck, il faudrait examiner pourquoi la plique n'a pas été portée en Russie par les Tartares ; une grande partie de cet empire leur ayant été soumise pendant longtemps, et les relations entre ces deux peuples ayant toujours été très multipliées? Il est aussi extraordinaire, ajoute le même auteur, qu'une maladie aussi contagieuse ne se soit pas répandue parmi les Russes qui, voisins des Polonais, ont de fréquents rapports avec eux, suivent le même genre de vie, jouissent de la même température et usent des mêmes aliments que ce dernier peuple. Cette maladie doit donc tenir, dit Storck, *à des causes locales particulières à la Pologne.*

dire encore, et ceci est généralement admis, c'est que le crétinisme n'est pas non plus la période la plus avancée de l'idiotie. Cette pensée, contraire à nos observations actuelles, n'a pas été sans exercer une fatale influence sur l'idée qu'il est permis de se faire du traitement et de la prophylaxie du crétinisme.

Le crétinisme, encore une fois, est une dégénérescence de l'espèce due à une action spéciale qu'un *principe intoxicant* exerce sur le système cérébro-spinal (1), soit par l'air que l'on respire, soit par les substances que l'on ingère dans l'économie, et qui paraît surtout être en rapport avec les terrains où prédomine le *calcaire magnésien*, sans qu'on puisse affirmer d'une manière absolue que ces infirmités ne se trouvent pas dans d'autres constitutions géologiques.

Toutefois, partout où l'on rencontre ces dégénérescences, il faudra admettre quelque chose de spécial, soit dans la constitution géologique du sol, soit dans la configuration du pays, et les conditions atmosphériques qui amèneront pareillement le même résultat.

Expliquons-nous :

Je vois le goître et le crétinisme régner endémiquement dans

---

(1) Cette idée d'intoxication est-elle nouvelle? Je me hâte de dire que non, malgré la faveur qui s'attache dans ce siècle à tout *ce qui paraît nouveau*. Les faits si frappants de crétinisme dans telle ou telle partie plutôt que dans telle ou telle autre d'une même localité amènent aussi M. Guggenbühl à se rapprocher de l'opinion de MM. Forbes et Virchow, qui croient à une *malaria spécifique*. Les crétins, dit M. Ferrus, sont en général obtus, inertes, frappés de stupeur à cause des *exhalations morbifiques* qui compriment le cerveau. Frappé à juste titre des conditions dans lesquelles se développe le goître et le crétinisme dans la vallée de Seille, M. le docteur Ancelon dit : « Quel effet ne doivent pas avoir sur » la composition et la marche de nos fluides les éléments d'une atmos» phère chargée de brouillards humides et empoisonnés par les miasmes » des marais? La calorification s'abaisse, la sécrétion des glandes s'exa» gère, la perspiration cutanée s'affaiblit et se supprime, la perspiration » pulmonaire devient à peu près nulle, et, sous la pression d'une as-

un vallon ouvert à tous les vents, situé dans les meilleures expositions, quelquefois même dans une plaine qui n'est dominée par aucune colline. Je remarque dans ce vallon ou dans cette plaine une constitution géologique spéciale, des conditions particulières d'humidité, propres aux terrains alluvionnaires, et je suis invariablement porté à dire : Le crétinisme est éminemment favorisé par les conditions géologiques de cette localité puisque, encore une fois, le mal se développe *là* et non pas *ailleurs*, à titres égaux de misère, de privations, d'insalubrité, d'immoralité, etc.

Je vois pareillement le goître et le crétinisme régner endémiquement dans des vallées longues, sombres étroites et dominées par de hautes montagnes, comme à Sainte-Marie, sur un terrain géologique primitif, et à une haute élévation au-dessus du niveau de la mer, et quoique je ne puisse plus ici m'abriter d'une manière absolue derrière la théorie, je n'en suis pas moins invariablement porté à dire : Il existe ici un *principe intoxicant* qui agit d'une manière spéciale sur le système nerveux cérébro-spinal, puisque j'y retrouve les types d'une même famille, que le mode d'invasion est le même, le parcours de la maladie le

---

» phyxie lente et graduelle, l'action cérébrale s'efface pour abandonner
» l'organisme à l'empire du système nerveux ganglionnaire. »

M. Chatin croit aussi que l'*influence toxique* sous laquelle se développe le goître appartient *au sol* : elle est transportée par les eaux, pénètre, d'après ce savant, dans l'économie par l'eau et les aliments; c'est, ajoute-t-il, une opinion généralement reçue aujourd'hui. Dans un ouvrage qui m'arrive trop tard pour en faire l'analyse, M. Vingtrinier, médecin des épidémies et des prisons, à Rouen, dit « que le goître a une cause de pro-
» duction *unique*, *spécifique*, locale et fixée çà et là à la manière des bancs
» d'huîtres, et que, de cette cause première, sort une fermentation ou
» putréfaction qui donne naissance à un miasme *sui generis*, ainsi qu'il
» en est pour toutes les épidémies. »

Je réunis dans ce moment différents faits qui prouvent cette intoxication; mais, comme il est facile de le comprendre, ces faits n'auront de valeur que par leur réunion et leur comparaison.

même, les conséquences parfaitement identiques, et que les applications thérapeutiques et hygiéniques produisent les mêmes résultats favorables.

La constitution géologique du sol est différente, il est vrai; mais qui me dit qu'en raison même de certaines configurations du sol, sinon de la constitution proprement dite de ce sol, il ne se développe pas dans l'air que l'on respire le même *principe intoxicant* qui, dans des vallons bien ouverts, ou dans des plaines que ne domine aucune montagne, produit le même effet? Continuons:

Avant donc de pouvoir dire d'une manière absolue que la dégénérescence est amenée par le plus ou moins de développement de l'électricité, par l'absence de l'iode, par la présence de la magnésie, par les conditions d'un air froid et humide, par telle ou telle cause citée par les auteurs, il faudrait connaître d'une manière certaine les principes essentiels existant dans l'air que nous respirons, par exemple, dans tout ce que l'on désigne sous le nom de *ingesta* et qui soutient l'existence matérielle; principes dont l'absence, le défaut d'équilibre ou la trop grande abondance détruit l'harmonie des fonctions et crée les maladies en général.

En attendant donc que la science soit plus avancée sous ce rapport nous sommes autorisés à déduire de la constitution géologique du sol *un principe intoxicant* qui agit sur le système nerveux à la manière d'un *miasme délétère*. Et si notre amour-propre humilié de théoricien ne peut se résoudre à admettre telle cause plutôt que telle autre, alors nous les admettons toutes, et comme praticien nous faisons bien; car, quelle que soit notre théorie, nous sommes instinctivement dominés par la rigoureuse nécessité de combiner plusieurs indications curatives, qui nous sont toutes inspirées par le besoin de remédier à l'état cachectique propre aux individus qui vivent dans un milieu délétère.

Plus j'étudie les conditions physiologiques des crétins, plus,

6

d'un autre côté, j'approfondis les remarquables travaux des modernes, Malacarne, Sthal, Maffeï et Roesch, entre autres, qui décrivent si bien le genre des lésions pathologiques du système nerveux chez les crétins, plus je reste convaincu que ce système est profondément et originellement affecté chez eux par ce principe *miasmatique délétère*.

L'intoxication peut être complète ou incomplète, activée, retardée ou empêchée par certaines conditions qui, dans tous les pays du monde, activent, retardent ou empêchent les maladies.

Ces conditions se résument sous le nom générique d'*hygiène physique* et *hygiène morale*. Elles font que dans les pays crétinisés comme dans les pays soumis à l'intoxication paludéenne, comme dans ceux encore où se produisent le miasme cholérique, celui de la peste ou de la fièvre jaune, tous ne sont pas indistinctement atteints, et que, étant admises les causes essentielles en rapport avec la constitution du sol, avec les miasmes délétères que ce sol produit et qui agissent sur l'économie soit par l'air que l'on respire, soit par les substances que l'on consomme, il n'en existe pas moins des éléments de préservation dont l'application constitue le but que la médecine cherche à atteindre : *préserver et guérir*.

Arrivé à ce point de la théorie, je suis invinciblement amené à briser les liens qui m'attachent à la croyance que tel ou tel agent du monde extérieur, appelez-le comme vous voudrez, monseigneur, *électricité*, *iode*, *air humide*, *absence de lumière*, etc., possède une propriété malfaisante spéciale pour produire le goître et le crétinisme.

Je me réfugie dans le miasme délétère en rapport avec la constitution géologique du sol et avec les conditions qui activent son développement, et je raisonne par analogie. Je sais que le miasme du delta du Gange ne produit pas une maladie identique avec celle qui est le résultat du miasme du delta du Nil.

J'admets que le miasme varie dans son essence avec la variété du sol qui le produit, avec certaines conditions atmosphériques qui augmentent ou diminuent son intensité.

Je sais que dans une certaine saison, en Égypte, on n'observe que de simples fièvres intermittentes, dans une autre des fièvres putrides plus graves avec pétéchies, et dans une troisième enfin, une intoxication complète avec bubons, ou, autrement dit, la peste.

Le miasme cholérique est soumis aux mêmes lois, et nous savons par une triste expérience qu'il est certaines conditions géologiques qu'il affectionne de préférence, qu'il est certaines conditions de saison dans lesquelles il se développe avec plus d'intensité (1).

Le miasme délétère, le principe intoxicant d'où dérivent les dégénérescences crétineuses et goîtreuses sont, je le soupçonne, soumis aussi aux mêmes lois. Il est certaines saisons de l'année plus favorables à leur développement, comme il est certaines conditions géologiques du sol qui activent le principe toxique, lequel, introduit dans notre économie, agit dans le sens pathologique que nous connaissons.

Que l'eau trop chargée de principes magnésiens, privée d'iode, soit le produit qui, en raison même de l'immense consommation que nous en faisons, soit le plus propre à amener cet état de dégénérescence, je puis l'admettre sans être inconséquent.

Que l'air privé d'iode, et ne possédant plus les qualités nécessaires à la conservation des fonctions générales de l'économie, soit encore une des causes les plus puissantes de la dégénérescence qui nous occupe, je l'admets volontiers et sans que la théorie de l'intoxication du système nerveux en soit le moins du monde compromise.

Toute théorie, ai-je dit, est admissible si elle amène à formuler la thérapeutique dans ses applications les plus fécondes.

---

(1) Je crois que le goître et le crétinisme se développent aussi plutôt dans telle saison que dans telle autre.

Et ici, malgré les incertitudes qui peuvent faire varier les opinions des hommes de science à propos du principe essentiel
de la maladie, nous avons lieu de nous glorifier des résultats
que nous obtenons en nous réunissant sur le terrain de la prophylaxie et du traitement.

Tout ce que nous faisons pour le traitement, les résultats heureux que nous obtenons, confirment la théorie de l'intoxication.

Nous cherchons à soustraire les individus menacés ou frappés
au milieu dans lequel ils vivent. Nous les transportons sur les
lieux élevés où ils respirent un air plus pur.

Nous changeons ou modifions la nature des eaux qu'ils
boivent en y ajoutant l'iode qui, dans tous les cas, est regardé
comme un antidote puissant par ceux même qui n'admettraient
pas dans toutes ses conséquences la théorie de M. Chatin.

Nous cherchons à fortifier par tous les moyens possibles la
constitution affaiblie de ces malheureux dont la physionomie
respire cette stupeur propre aux individus placés sous l'influence d'un miasme intoxicant (1).

Nous administrons les amers, les toniques, les bains forti-
fiants; nous stimulons le système nerveux au moyen de l'électricité; nous employons la gymnastique.

Nous cherchons à réveiller par tous les moyens en notre pouvoir les sens et les appareils des sens. Nous avons la plus grande
confiance dans l'influence du moral sur le physique. Nous es-
sayons de stimuler les aptitudes engourdies et d'en créer de
nouvelles; nous faisons un appel énergique à ce qu'il reste à
ces infortunés de sentiments et d'intelligence, pour enrayer la
marche du mal et pour les sauver, quand c'est possible, d'une
dégénérescence complète.

Ce ne sont plus ici de vaines idées théoriques. Ces idées ont été

---

(1) Si l'on me faisait l'objection que les crétins ne présentent pas cet
air de stupeur, je répondrais que cela est vrai pour ceux dont la maladie est confirmée. Je ne fais ici allusion qu'à la période d'incubation.

consacrées par les faits, et plus d'un individu, soustrait au milieu intoxicant dans lequel ses forces nerveuses s'allanguissaient, a été préservé et occupe aujourd'hui son rang dans la société.

Lorsque les conditions sociales des individus ne nous permettent pas de les déplacer, nous attaquons le mal à sa source : nous assainissons les localités par l'endiguement des rivières et par l'écoulement que nous donnons aux eaux stagnantes. Nous savons par expérience combien le miasme délétère qui produit les maladies endémiques et épidémiques reçoit une activité malfaisante nouvelle sous l'influence de l'humidité, et lorsqu'il agit sur des êtres souffreteux et maladifs par suite d'une mauvaise hygiène et des conditions déplorables de leurs habitations.

Nous ne connaissons pas la nature des miasmes en général et ce qui peut distinguer le miasme du choléra du miasme de la peste et de celui qui amène l'intoxication crétineuse. Tout ce que peut nous apprendre la chimie, c'est que des différences presque imperceptibles dans les combinaisons de tel ou tel gaz, de tel sel, amènent des différences radicales dans une substance, au point que cette substance, qui peut servir à la nourriture dans un cas, devient un poison violent dans un autre.

Nous savons encore par l'observation des faits qu'il est des individus dont la dose de tolérance pour tel ou tel poison est plus forte (1) et qu'en général un individu est d'autant plus assuré de ne pas contracter une maladie épidémique ou endémique qu'il est plus sobre d'abord, que l'intoxication miasmatique n'a pas été précédée par l'intoxication alcoolique, et qu'il est, d'un autre côté, mieux vêtu, mieux nourri, mieux logé.

Nous formulons d'après ces principes notre hygiène physique. Nous puisons dans l'étude des influences du moral sur le physique, les données de notre hygiène morale.

Nous tenons essentiellement à la création de bonnes écoles et

---

(1) Témoin les mangeurs d'arsenic en Autriche.

de salles d'asile qui, dans les pays crétinisés, ont besoin d'être plus suivies et mieux organisées que partout ailleurs.

Nous applaudissons de tout notre cœur au mouvement actuel qui tend à créer des institutions spéciales pour les enfants arriérés, imbéciles, crétinisés ou disposés à le devenir ; mais là ne doit pas s'arrêter le progrès, et il faut détruire les pépinières où le crétinisme se produit.

Tel est, monseigneur, le résumé du code ou du formulaire de la guérison du goître et du crétinisme, et il nous suffit dans l'état actuel de nos connaissances. Vous-même, si j'en juge par les réformes importantes que vous avez provoquées, par les applications thérapeutiques que vous conseillez, vous êtes entré hardiment dans la voie de la réforme.

Votre Grandeur ne désespère donc pas de la situation ; vous lui conservez votre précieux concours. La juste et légitime influence que vous donne, d'un autre côté, votre haute position contribuera, je n'en doute pas un seul moment, à amener dans un avenir prochain les plus heureux résultats.

J'ai l'honneur d'être, avec un profond respect, etc.

MOREL,
Médecin en chef de l'asile de Maréville (Meurthe).

Maréville, 15 mai 1854.

MONSIEUR LE DOCTEUR,

Je suis bien en retard de répondre à votre dernière lettre, mais elle est fort longue ; ce n'est qu'avec peine que j'ai pu ravir à mes nombreuses occupations le temps nécessaire pour la lire et l'analyser. Vous m'avez manifesté le désir de connaître le jugement que j'aurai porté sur les opinions que vous y exprimez ; je vais le faire en peu de mots en suivant l'ordre même de votre lettre. Je vous prie de ne donner à mon avis qu'une importance très limitée ; car je ne suis pas médecin, et je n'ai été que bien rarement dans le cas de faire des observations par moi-même.

Vous me dites que vous avez reçu la visite de M. le docteur Guggenbühl ; je vous en félicite. C'est un homme qui a formé une grande entreprise, et qui montre un beau dévouement. J'ai eu aussi l'avantage de le voir ici, et j'ai remarqué avec plaisir qu'il a sur l'étiologie du goître et du crétinisme à peu près les mêmes idées que nous. Il y a environ une année que M. le comte Crotti de Cortigliote, ancien ministre de S. M. le roi de Sardaigne en Suisse, a formé à Aoste un établissement du même genre.

Certainement il est très louable de donner des soins à l'éducation physique et morale des jeunes crétins, autant qu'ils en sont susceptibles ; mais, au fond, je crois qu'ici l'humanité a beaucoup plus à espérer de la prophylaxie que de la thérapeutique ; car si un enfant est gravement atteint de crétinisme dès sa naissance, les soins de la charité parviendront bien à amélio-

rer un peu son état, mais on ne peut pas ordinairement en espérer une guérison complète.

Vous attribuez au goître et au crétinisme une origine commune ; cela me paraît incontestable, car ces deux maladies se
manifestent toujours simultanément dans les mêmes localités et
toujours à peu près dans les mêmes proportions. Vous avez vu
dans le mémoire que j'ai eu l'honneur de vous adresser qu'en
1845, le recensement que j'ai fait faire présentait le résultat
suivant :

Dans le diocèse de Chambéry, sur une population de 176,145
habitants :

	Garçons.	Filles.	Total.
Goître seul	303	515	818
Crétinisme seul.	84	79	163
Goître et crétinisme . .	103	103	206
	490	697	1,187

Dans le diocèse de Maurienne, sur une population de 63 156
habitants :

	Garçons.	Filles.	Total.
Goître seul	1,840	2,170	4,010
Crétinisme seul.	172	124	296
Goître et crétinisme . .	623	658	1,281
	2,635	2,952	5,587

On voit par ce résumé : 1° que les cas de goître sont beaucoup plus nombreux que ceux de crétinisme ; 2° qu'il y a plus
de filles que de garçons atteintes de goître, et plus de garçons
que de filles atteints de crétinisme. Je partage volontiers votre
avis, que le principe toxique qui cause le crétinisme exerce son
action principalement sur le système cérébro-spinal, et affecte
ainsi toute l'organisation de l'individu ; tandis que pour produire le goître, lorsqu'il est seul, il se borne à l'hypertrophie
de la glande thyroïde. Il est certain qu'en dehors des localités
où ces deux infirmités sont endémiques, il y a des cas de goître
et aussi des cas de crétinisme sporadique. Je crois, comme
vous, que les cas de goître sporadique sont proportionnellement

beaucoup plus nombreux que ceux de crétinisme sporadique. On peut ajouter que le crétinisme sporadique n'est ordinairement qu'une espèce d'idiotisme, qui ne présente pas tous les caractères de crétinisme endémique (1).

Vous faites observer que le terrain du village de *Laxou*, où le goître est endémique, contient du minerai de fer. Je m'étais imaginé que les eaux ferrugineuses seraient peut-être un préservatif ou un remède contre cette maladie; mais une remarque que je viens de faire me semble prouver le contraire. Vous voyez sur mon tableau que, dans le diocèse de Maurienne, la commune de Saint-Georges d'Hurlières a 299 personnes atteintes de goître ou de crétinisme sur une population de 1,217 individus, et cependant on y exploite plusieurs mines de fer, et le sol y paraît généralement très ferrugineux (2).

Vous ajoutez que le terrain de *Laxou* est dans la constitution géologique du lias. Or, on paraît convenir aujourd'hui que, dans les provinces de Tarentaise et de Maurienne, où les cas de goître et de crétinisme sont si nombreux, le terrain appartient aussi presque entièrement au lias. Les habitations où l'on en trouve particulièrement sont celles qui sont bâties sur la chaux sulfatée ou sur l'argile. Dans les endroits où ces terrains ont été transportés, la cause du goître a été transportée en même temps, soit que le transport ait été produit par les causes encore agissantes, c'est-à-dire par les rivières, soit qu'il remonte aux temps géologiques antérieurs à l'époque diluvienne. On

_____

(1) Dans l'introduction qui doit précéder ces lettres et dans les planches lithographiées qui les suivront, je reviens sur cette idée de Monseigneur l'archevêque de Chambéry, et je chercherai à établir les analogies qui existent entre ces êtres dégénérés. Dr MOREL.

(2) Il arrive peut-être pour cette commune ce qui existe à Laxou et dans d'autres localités où se rencontre du minerai de fer. Les sources se trouvent au-dessous ou au-dessus des stratifications métallifères, en sorte que ces dernières ne peuvent communiquer aux eaux aucune de leurs propriétés. Dr MOREL.

en trouve aussi des cas sur les terrains granitiques et sur le grès tertiaire, mais en quelques endroits seulement. On pourrait citer beaucoup de villages situés exclusivement sur le grès tertiaire, qui n'y sont aucunement sujets. Nous n'avons, en Savoie, pas assez de calcaire magnésien pour juger de son influence sur la population. Les terrains qui paraissent les plus sains, les plus exempts de toute influence crétinisante, sont le calcaire compacte jurassique, néocomien et crétacé dans tous ses différents étages. La température doit aussi être prise en considération ; car, dans les vallées des Alpes qui appartiennent au lias, la nature du terrain restant la même, les cas de goître et de crétinisme deviennent de plus en plus rares à mesure qu'on s'élève davantage. Il y en a peu d'exemples au-dessus de 1,200 à 1,400 mètres d'élévation. Il serait donc absurde d'en attribuer la production à l'eau provenant de la fonte des neiges.

J'ai lu avec intérêt ce que vous dites dans votre lettre de la diminution du goître à Nancy et dans quelques localités des environs ; je vous en félicite. Il ne paraît pas prouvé qu'il y ait eu jusqu'ici une diminution analogue en Savoie ; quelques personnes l'assurent, mais leur opinion ne paraît fondée que sur des données vagues et incertaines. Au reste, cette diminution ne peut pas avoir eu lieu dans notre pays ; car jusqu'ici on n'y a encore rien ou presque rien fait pour l'obtenir.

Nous savons que, depuis peu de jours, M. le docteur Mottard a été autorisé par le gouvernement à faire quelques essais au village de Pontamatrey, près Saint-Jean de Maurienne. Nous faisons des vœux bien sincères pour le succès de cette louable entreprise. Il serait à désirer que le gouvernement français fît faire un recensement général des goîtreux et des crétins dans tous les départements ; il servirait de terme de comparaison pour toutes les améliorations qu'on espère obtenir dans la suite (1).

_____

(1) C'est le vœu que je forme aussi de mon côté. La plupart des statistiques qui me sont parvenues sont fautives, et cela se comprend,

Vous attribuez en assez grande partie, ce me semble, les améliorations notables qu'on a obtenues dans vos environs, aux alliances contractées avec des étrangers. En Maurienne, ce moyen est employé aussi de temps immémorial, mais avec un succès très limité. Dans les communes de Saint-Alban et de Saint Georges d'Hurtières, ordinairement les filles deviennent *tantes*; les jeunes gens vont chercher des femmes dans les montagnes voisines, où l'endémicité du goître n'existe pas. Celles qui y arrivent à l'âge de dix-huit à trente ans, ne contractent pas le crétinisme; mais elles sont sujettes au goître presque autant que les indigènes, et leurs enfants sont exposés au goître et au crétinisme comme le reste de la population. Quoique l'usage de ces alliances avec des femmes étrangères soit déjà ancien dans ces deux communes, l'état général de la population n'en a pas été sensiblement amélioré.

Vous paraissez conserver une grande espérance de faire disparaître entièrement ces tristes dégénérescences, principalement en améliorant les conditions hygiéniques. C'est à peu près le seul point dans lequel mon opinion diffère encore un peu de la vôtre; car il me semble que nous sommes maintenant d'accord sur tout le reste.

Je suis parfaitement d'avis qu'il faut autant que possible, et le plus tôt possible, améliorer les conditions hygiéniques, dessécher les marais, diguer les rivières (1), déboiser les villages pour

---

quand on connaît la susceptibilité des familles qui ont des crétins et des goîtreux. Je propose aussi d'avoir la carte géologique des départements où cette endémicité existe. On comprend que ce n'est que le gouvernement ou le département qui pourraient prendre de pareilles initiatives.

Dʳ Morel.

(1) Quand on a digué une rivière, on pratique des atterrissements sur ses bords pour les rendre à la culture; les miasmes que produit cette opération, tandis qu'elle dure, causent des fièvres beaucoup plus opiniâtres et plus dangereuses que les fièvres paludéennes ordinaires. C'est une nouvelle preuve de la mauvaise influence que le sol peut exercer.

donner à l'air une circulation plus facile, assainir les habitations, ne pas laisser des familles entières loger sur la terre humide, amener de bonnes eaux au milieu des hameaux, etc.
L'emploi de ces moyens est important et pressant, tout le monde
en convient ; on peut en attendre de grands avantages : ils dimi-
nueront peut-être de beaucoup l'endémie goîtreuse et crétineuse, mais ils ne la feront pas cesser entièrement, parce qu'ils
ne peuvent remédier qu'aux causes secondaires. L'établissement
des citernes, l'usage des boissons et de sel iodurés peuvent
donner plus d'espérance, en agissant plus directement sur la
cause spécifique.

Vous me disiez dans votre lettre du premier juin, qu'on ne
pourra faire des essais satisfaisants que lorsque les gouvernements voudront bien s'en occuper eux-mêmes ; cela est évident.
Les habitants des campagnes sont généralement trop pauvres,
trop indolents et trop routiniers pour qu'on puisse attendre
d'eux des essais vraiment utiles. Pour un gouvernement, les dépenses à faire ne seraient pas considérables : il faudrait pour cela
établir dans chaque arrondissement *contaminé* une commission
composée d'un médecin géologue, et de quelques bons administrateurs munis d'un pouvoir suffisamment étendu et soumis à la
direction de l'autorité locale (2). On pourrait faire les premiers
essais sur un petit nombre de communes à la fois.

M. le docteur Ancelon, que vous citez dans votre lettre, remarque que les communes de Marsal, Moyenvic, Vic et Dieuze,
où le goître est endémique, sont situées sur les bords de la
Seille ; vous avez dit vous-même aussi que la Robertsau se trouve
sur les bords du Rhin ; dans un mémoire très intéressant qu'il
vient de publier, M. le docteur Vingtrinier, de Rouen, observe
qu'il y a dans le département de la Seine-Inférieure vingt-trois

(2) Dans mon introduction, je propose qu'un médecin spécialement
nommé par le gouvernement réside dans ces mêmes localités, et qu'il
soit vis-à-vis l'administration et les habitants ce qu'est un médecin d'a-
liénés dans la position qu'il occupe dans un asile.   Dʳ MOREL.

communes offrant des cas de goître, et que toutes ces communes sont situées sur les rives de la Seine. Nous remarquons aussi en Savoie que les villages bâtis sur les alluvions du Rhône sont très sujets au goître et au crétinisme : on peut citer le village des Bessons de la commune de la Balme, celui d'Etaing de la commune d'Yonne, et celui de Haloi de la commune de Serrières. Cette observation a déjà été faite par le docteur Grange : « Ces » affections, dit-il, suivent sur un très grand espace les terrains » d'alluvion qui proviennent des pays où le goître est endémi- » que. » (Lettre à M. Ferrus.) « Ce dernier fait du transport de » la cause endémique avec les terres déplacées d'une localité » contaminée, dit le docteur Vingtrinier, paraîtra sans doute » à tout le monde, comme à nous, d'une grande importance » dans l'étude qui se poursuit ; car il met cette cause entière- » ment à découvert. » (*Du goître endémique dans le départe- ment de la Seine-Inférieure*, 1854.)

Vous supposez que le goître et le crétinisme sont des mala- dies héréditaires ; je les crois en effet transmissibles à la pre- mière, et peut-être même quelquefois jusqu'à la seconde géné- ration. Mais à en juger par les faits que j'ai pu observer, il me semble que si une famille atteinte passe d'un pays où ces deux maladies sont endémiques, dans un autre qui en est complète- ment exempt, après la seconde génération ordinairement il n'en reste plus de trace ; tandis que si une famille saine arrive dans un pays où règne l'endémie, les enfants déjà nés peuvent y con- tracter le goître, et les enfants à naître sont sujets au goître et au crétinisme, comme si la famille y était fixée depuis longtemps. C'est du moins ce que plusieurs personnes m'ont assuré. J'ad- mets volontiers la justesse de vos observations relativement à la prédisposition que le principe toxique produit dans les familles qui habitent depuis longtemps un pays sujet au crétinisme ; mais je crois aussi qu'en cas d'émigration, cette prédisposi- tion ne s'étend pas au delà de la première ou de la seconde génération.

Vous faites sagement observer qu'on devrait étudier avec plus de soins les rapports des affections endémiques avec la constitution géologique du sol. Il est certain qu'il y a des maladies particulières à certaines localités : telles sont la peste en Syrie, le choléra dans l'Inde, la fièvre jaune en Amérique, la plique en Pologne, les fièvres paludéennes près des marais, et les fièvres malignes dans le voisinage des atterrissements. Les vétérinaires pourraient faire des observations analogues sur les maladies des animaux. Il y a des épizooties qui de temps immémorial sévissent dans une province sans qu'on s'en aperçoive dans les provinces voisines.

Abordant ensuite la question géologique, vous remarquez que la chaîne des Vosges, située à l'est de votre département, a été soulevée à l'époque où le grès vosgien couvrait le sol ; que les autres terrains y ont été successivement déposés à des époques plus ou moins éloignées ; que le niveau des mers qui formaient ces dépôts, s'abaissant continuellement, chacun d'eux ne pouvait s'élever aussi haut que le précédent, et qu'ainsi à partir des sommets granitiques des Vosges, les autres terrains forment ceinture autour de leur pied. Nous observons en Savoie des phénomènes tout à fait analogues à ceux que vous décrivez. On voit près de Chambéry, de chaque côté d'une chaîne de calcaire oolithique, une lisière de grès tertiaire qui ne s'élève qu'à la moitié de sa hauteur. J'en conclus que cette chaîne calcaire a été soulevée lentement, qu'elle était déjà élevée à moitié quand les couches de grès ont été déposées à sa base, et que ce soulèvement a continué encore longtemps après ce dépôt, puisque les couches de grès sont aussi inclinées et appuyées contre la partie inférieure de la montagne.

Nous trouvons près d'ici, un ancien niveau des eaux de la mer parfaitement reconnaissable sur une assez longue ligne, et situé à environ 300 mètres au-dessus de la hauteur actuelle de l'Océan. Cette différence de niveau est-elle due à un abaissement des eaux de la mer, ou au soulèvement de la montagne ? Je laisse à des géologues plus habiles le soin de résoudre cette question. Le phénomène que vous citez, vous laissera probablement dans la même incertitude. Ici, l'intercalation d'un terrain d'eau douce entre deux formations marines nous semble même prouver que quelques terrains ont été successivement deux fois submergés dans les eaux de la mer, et deux fois relevés au-dessus de leur niveau.

L'observation que M. le docteur Néser a faite à Sainte-Marie-aux-Mines, peut se vérifier aussi en Maurienne et en Tarentaise. Ce sont les provinces de la Savoie où les cas de goître et de crétinisme sont plus fréquents; et cependant on y trouve aussi en grande quantité du granit porphyroïde, de la serpentine, de l'amphibole, du gneis, des schistes talqueux et des schistes micacés. Il paraît certain que les eaux issues des terrains argileux et gypseux sont celles qui produisent plus ordinairement le goître et le crétinisme endémiques; les eaux qui sortent des roches dures sont beaucoup moins dangereuses. Cependant, nous avons aussi des localités dont tout le terrain est formé de gneiss, de schistes talqueux, amphiboliques ou micacés, et qui sont loin d'être exemptes de l'endémicité crétineuse. Je ne crois donc pas à l'innocuité absolue des substances talqueuses ou granitiques.

Je suis tout à fait de votre avis, lorsque vous dites, avec M. Chatin, qu'on ne pourrait nier l'influence de certaines eaux, sans se mettre en contradiction avec l'opinion populaire la plus constante et l'observation des faits. Il y a des eaux qui donnent le goître et d'autres qui en guérissent. Ce que M. Guggenbühl vous a dit de la source de Saint-Julien, est un fait connu en Maurienne; il est certain que plusieurs fois des jeunes gens en ont fait usage pendant un mois ou deux avant la conscription, pour se donner du goître ou pour rendre plus volumineux celui qu'ils avaient déjà, afin d'obtenir l'exemption du service militaire. Cette eau dépose beaucoup de tuf; elle descend de la montagne par un long canal qu'elle s'est formée elle-même. Or, il paraît reconnu que les eaux qui déposent du tuf, celles qui sont argileuses ou séléniteuses, sont celles qui produisent plus ordinairement le goître; il est incontestable aussi que celles qui sont plus ou moins iodurées en guérissent. Nous avons près d'ici, celles de Chasses, du docteur Domenget, qui sont sulfureuses et iodurées, et celles de la commune de Coise. Cette dernière source est très connue des paysans, qui ne permettent pas aux vaches, ni même aux nourrices, d'en boire, parce que, disent-ils, elle leur enlève le lait; ce qui prouve qu'elle agit sur les glandes.

On peut ajouter aux observations de M. le professeur Heusinger sur les terrains argileux, que le froment qui y croît, fait un pain beaucoup plus brun que celui qui a crû sur un sol calcaire; ce fait a été souvent observé à Saint-Jean-de-Maurienne.

J'ai toujours cru qu'on naît crétin et qu'on devient goîtreux. Je suis donc pleinement de votre avis, lorsque vous dites que la cause du crétinisme exerce son action sur le système cérébro-spinal et atteint l'individu dans sa vie fœtale; cependant je pense bien aussi qu'elle peut continuer d'agir encore après la naissance et aggraver le mal. Celui qui enverrait une femme enceinte dans un pays sain, pour la soustraire à cette influence, ferait donc une chose très prudente. On ferait bien de prendre la même précaution à l'égard des enfants qu'on met en nourrissage. Comme les enfants nés crétins ou crétineux sont toujours très arriérés, ce n'est ordinairement qu'à l'âge de trois ou quatre ans qu'on reconnaît avec certitude qu'ils sont dépourvus d'intelligence. Quelques médecins se sont persuadés qu'ils ne devenaient crétins qu'à cet âge. Cette opinion paraît contraire à la vérité, au moins pour la plupart des cas. S'il est vrai que la cause du crétinisme agisse principalement sur le système cérébro-spinal, qui est un prolongement du cerveau, il n'est pas étonnant qu'elle affecte l'individu dans tout l'ensemble de sa constitution; tandis que la cause du goître au contraire, quand il se trouve seul, ne paraît agir que sur les glandes thyroïdiennes.

Enfin j'adopte complétement les conclusions exposées à la fin de votre lettre. Je pense, comme vous, que le goître et le crétinisme ont une communáuté d'origine ; qu'il faut en chercher la cause principale dans la constitution géologique du terrain, sous la surface du sol et non au-dessus ; qu'elle peut exercer son action nuisible en s'unissant à l'eau, à l'air et peut-être aussi à tous les produits de la terre qui servent à l'alimentation ; que l'insalubrité des habitations et les autres mauvaises conditions hygiéniques ne sont que des causes secondaires qui peuvent en favoriser le développement. Il est très à désirer que l'on commence partout à améliorer ces conditions autant qu'il est possible. Cependant, dans les essais qui seront entrepris, la prophylaxie devra toujours donner une importance beaucoup plus grande aux moyens par lesquels on a quelque espérance d'atteindre la cause directe : tels sont le croisement des races, la recherche et la conduite d'une bonne source, l'établissement des citernes, et l'usage de l'iode mêlé au sel ou aux boissons dans des proportions convenables. Tous ceux qui concourront à encourager, à exciter les populations et les gouvernements dans l'emploi des moyens prophylactiques qui seront jugés préférables, feront une chose digne d'éloges ; la religion et l'humanité y applaudiront de concert ; car la classe beaucoup trop nombreuse des personnes affligées de ces tristes infirmités est digne de toute commisération.

Telles sont, monsieur le docteur, les observations que je me suis permis d'écrire à la hâte en lisant votre intéressante lettre du 25 juin ; je m'empresse de vous les adresser en vous renouvelant l'assurance des sentiments distingués avec lesquels j'ai l'honneur d'être, monsieur,

Votre très humble et obéissant serviteur,

† ALEXIS BILLIET,
Archevêque de Chambéry.

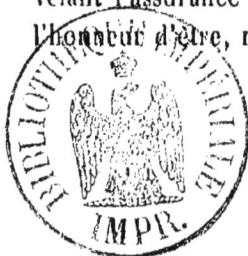

Pour paraître prochainement :

ÉTUDES MÉDICO-PHILOSOPHIQUES

SUR LES

CAUSES DES DÉGÉNÉRESCENCES

DE L'ESPÈCE HUMAINE,

Par M. le Dr MOREL,

Médecin en chef de l'asile de Maréville (Meurthe).

Grand in-8° avec planches.

Je me propose, dans cet ouvrage, d'examiner les causes de certaines dégénérescences de l'espèce humaine, en circonscrivant mes recherches dans un cercle purement pathologique. L'influence de la constitution géologique du sol sur la production de l'endémicité crétineuse a déjà été pour moi un point de ralliement qui indique un mode d'action spécial ; mais ce mode n'agit pas dans un sens exclusif. En dehors de la dégénérescence crétineuse, il existe d'autres maladies, d'autres dégénérescences en rapport avec *diverses conditions telluriques*, pour ne citer en passant que l'influence paludéenne. D'un autre côté, l'action de certaines névroses plus ou moins héréditaires, telles que l'aliénation mentale, l'épilepsie, etc., tend à créer pareillement des produits de plus en plus dégénérés. Si le crétinisme peut être considéré comme un point pathologique ultime qui termine, pour ainsi dire, une série donnée de monstruosités et de dégénérescences, on peut cependant admettre, sans paradoxe, que des causes, en apparence diverses, sont néanmoins de nature à donner naissance à des êtres dégénérés qui n'échappent pas d'une manière absolue aux éléments d'une saine classification et à ceux d'une véritable hiérarchie pathologique. Il s'ensuit que, pour généraliser cette étude, j'aurai à traiter des diverses causes qui opèrent par voie d'intoxication spéciale, en dehors des influences telluriques et des influences atmosphériques, et qui amènent des effets non moins déplorables que l'intoxication paludéenne. Nous rangerons dans cette catégorie l'intoxication alcoolique, celle qui est le produit de différents narcotiques, tels que l'opium, le tabac, etc., et qui agissent sur le système nerveux dans des proportions dont on ne peut nier l'importance.

Si, enfin, à ces diverses causes, on veut relier l'action destructive exercée sur l'homme par la misère, par les mauvaises conditions de l'hygiène et par l'immoralité, on aura une idée à peu près complète de la manière dont j'entends rattacher l'étude des causes des dégénérescences de l'espèce à l'étude des maladies mentales et à celle de leur traitement. On comprendra enfin que cette nouvelle étude, quoique distincte des études cliniques sur l'aliénation mentale, se relie néanmoins à mes publications antérieures par la communauté de l'idée scientifique, et par le but général que je me propose d'atteindre, en essayant de fonder, en l'honneur des affections nerveuses, une œuvre en rapport avec le progrès des études médico-psychologiques.

Paris. — Imprimerie de L. MARTINET, rue Mignon, 2.

www.ingramcontent.com/pod-product-compliance
Lightning Source LLC
Chambersburg PA
CBHW071518200326
41519CB00019B/5985